不育症学級

Class for Patients with Recurrent Pregnancy Loss

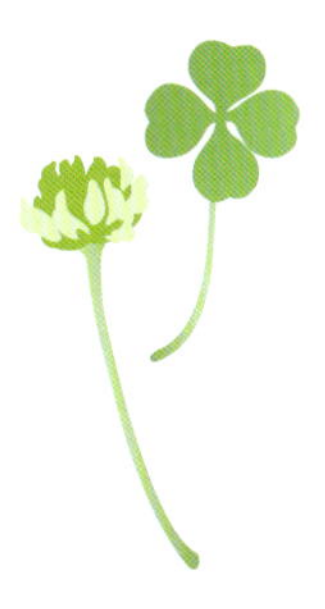

人事を尽くして天命を待て

杉 俊隆

金原出版株式会社

はじめに

筆者が初診患者を対象に不育症(ふいくしょう)学級を始めたのは1996年のことです。本来は、外来で個々に詳しく不育症の説明をしたかったのですが、それをすると初診患者1人につき1時間かかることになり、効率が悪いので、全員にお話しするべき一般論は月に1回集まっていただき、まとめて説明しようということで始まりました。

当時はインターネットはまだあまり普及しておらず、書店に行っても不妊症の本は置いてありますが、不育症の本は皆無でした。産婦人科医のあいだでも不育症は原因不明の難治性の疾患と思われ、不育症を専門とする産婦人科医は稀(まれ)でした。当時、この不育症学級にたどり着いた患者さんは、この学級で不育症の知識を初めて吸収する、そんな場でした。

その後、最近10年の不育症の分野を含む生殖医学の飛躍的な進歩、インターネットの急激な普及などを背景に、状況は一変しました。最近では、不育症学級に参加される患者さんは、インターネットを通してその存在を知り、インターネットを介して膨大な情報を吸収して来院されます。

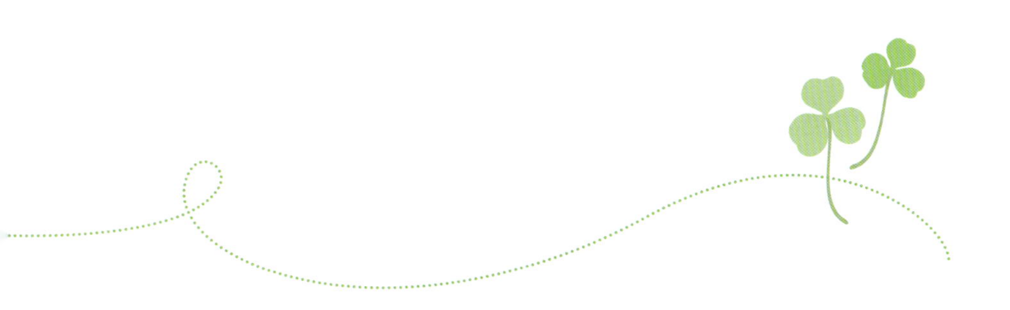

しかし、残念ながらインターネットの情報の質は高いとは言えません。180度間違っていることもしばしばです。にもかかわらず、一般の方には、どの情報が正しく、どの情報が誤っているのか判断するのは至難の業(わざ)です。そこで最近では、不育症学級はたくさんの情報を整理する場というように、その存在意義が変化しているようです。

本書は、筆者が毎月行ってきた不育症学級で話していることをまとめたものに多少加筆したものです。当然、学級に参加して直接話を聞くのとは伝わり方も違うかもしれません。しかしながら、逆に、学級では時間の制約があり、あまり触れることのできないことも、本書では詳しく解説した部分もあります。不育症をより多くの方に知ってもらうため、今回、一冊の本にまとめることを企画しました。本書が少しでも不育症に悩む方のためにお役に立てば幸いです。

改訂版のまえがき

早いもので、『不育症学級』の初版を出版してからちょうど5年が過ぎました。当時、大学准教授であった私は、不育症専門クリニックの院長となり、立場が大きく変わりました。大学病院時代に毎月欠かさず開いていた不育症学級は、今でも継続しています。この5年間で不育症を取り巻く環境もかなり変わりました。影響の大きかったのが、平成20年度（2008年度）から始まった厚生労働省不育症研究班の業績です。私も研究班の一員として参加しました。全国の不育症専門医が結集し、3年間集中して共同研究を行い、2011年に研究班の提言をまとめ、発表しました。今回の改訂版では、それも解説してあります。この提言を受け、行政も立法も動きやすくなったようで、ヘパリン在宅自己注射に保険が適用されたり、不育症助成金制度に弾みがついたりなどの影響がありました。

クリニックを開いてからは、不育症研究所を併設したこともあり、大学にいた時よりも数倍研究ができる環境になりました。その研究成果は、当院の不育症診療にも反映され、当院ならではの検査も次々と開発し、皆さんの検査項目に取り入れています。新しい知見は、全て学会で発表し、論文にしていますが、一般の方々の目に触れることはあまりないので、それらの新しい検査の詳しい解説も改訂版に追加しました。また、改訂版では、当院研究所の研究成果の中で、特に臨床に直結する知見も皆さんに紹介し、解説しました。

初版は、本邦初の不育症の入門書という位置付けでしたので、皆さんの混乱を避けるため、高いエビデンスレベルの知見のみを紹介し、筆者の独自色は極力排除するように努めました。しかし、現在筆者が行っている最先

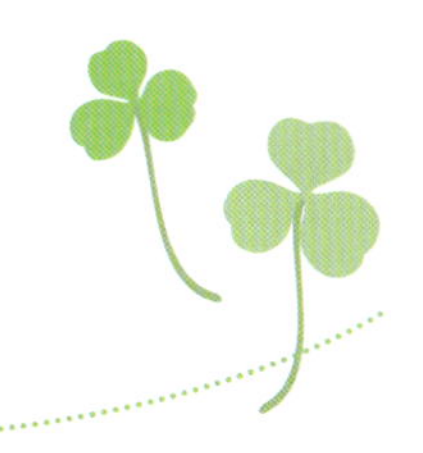

端の不育症診療は、それだけでは説明不足なので、改訂版の後半ではあえて、今まさに研究中の知見も加筆、紹介しています。

もしかしたら、後で修正が必要になる知見もあるかもしれませんが、現時点で最善、最適と思われる知見を紹介したつもりです。そのため、初版よりも内容は盛りだくさんで、やや難しくなりましたが、読者の要望にお応えした結果ですので、ご了承ください。

2014年3月

改訂3版のまえがき

前回の改訂時は、平成20年度（2008年度）から3年間行った厚生労働省不育症研究班の業績、不育症診療の提言を紹介しましたが、その後、厚生労働省不育症研究班は、日本医療研究開発機構（AMED）不育症研究班と名前を変え、2016年から3年間、再度研究が続行されました。そして、この度、「不育症管理に関する提言2019」を出すことができました。今回の改訂は、それに合わせたものです。今回の改訂では、2011年に厚生労働省不育症研究班が提言を発表してから8年が経ち、その後の不育症研究の進歩、日本独自の新しい不育症管理の提言を踏まえ、内容をアップデートしました。

2019年10月

流産とは

- 自然流産の頻度は、約15%である。
- その原因の約80%は、胎芽、胎児側の染色体異常の自然淘汰である。

不育症、習慣流産の話をする前に、まずは基本となる「流産」とは何かということから説明したいと思います。

そもそも流産には2種類あります。1つは病的な流産であり、もう1つは病的ではない流産です。

病的な流産とは、何か流産を起こすような病気があり、そのせいで、本来ならば生まれてくるべき生命が妊娠の途中で失われてしまうということです。このような流産は、まさに不育症として扱い、その原因を解明し、適切な治療を行う必要があります。しかしながら、このような病的な流産は実はそんなに頻度は高くありません。多くの流産は病的ではない流産なのです。

多くの普通の流産は、異常をもった胎芽(たいが)*、胎児(たいじ)**の自然淘汰(とうた)によって生じます。特に、流産胎芽、胎児の約80%に染色体異常が見つかっています。異常をもった胎芽、胎児は生まれてくるに至らず、妊娠途中で淘汰されてしまうのです。

このような流産は日常的に起こっており、平均すると全妊娠の約 15%の頻度で起こります。この数字は、もちろん全ての年齢の女性を平均したときの話であり、当然、女性の年齢が上がれば流産率も上がります。

こんなに高頻度で流産が起きることに驚きを感じる人もいるかもしれませんが、単細胞生物ならともかく、人間のような複雑な生物が創られるとき、15%しか失敗しないほうが驚異であると考えるべきでしょう。このような流産は止めることもできないし、止める必要もないと言えます。

*胎芽　受精卵から、妊娠 8 週未満の児
**胎児　妊娠 8 週以降の児

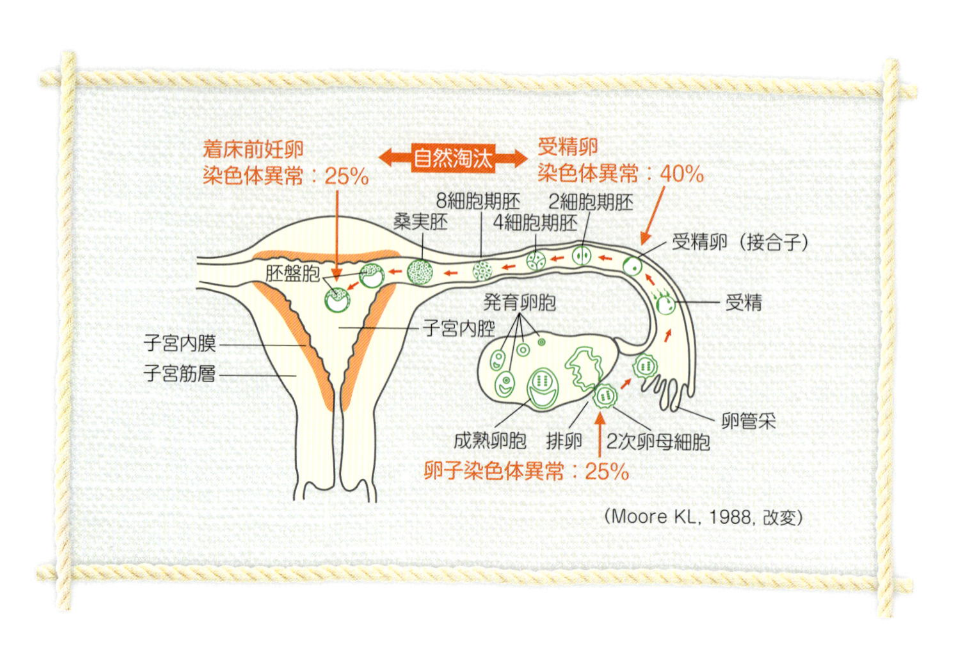

女性は、年頃になれば月に 1 回くらいのペースで排卵が起こるようになります。その排卵した卵子の約 25%、すなわち 4 個に 1 個は染色体異常があると言われています。

卵子は生まれたときから卵巣にあり、それが月に 1 回、1 個ずつ排卵する訳なので、たとえば 30 歳の女性の排卵した卵子は 30 年、40 歳の女性の卵子は 40 年としをとっていることになり、その染色体異常率は年齢とともに上昇します。

一方、男性側の精子ですが、約 10%に染色体異常があると言われています。しかしながら、精子は常に新しく造られています。

約 80 日かけて常に新しく造られており、たとえば 30 歳の男性の精子が 30 年としをとっている訳ではありません。

そういう訳で、精子の染色体異常率は、それほど男性の年齢の影響は受けません。

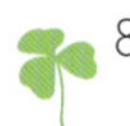

さらに、精子は億の単位で腟内に射精され、それが卵管で待っている卵子に向かって泳いでいき、一番乗りした一番元気な精子のみが受精に至ることができるという過酷な競争があります。

染色体異常のあるような精子が、この過酷な競争の勝者になるとは考えにくいと思います。よって、男性側の精子の染色体異常は、それほど胎芽、胎児の異常には影響しません。

これに対して卵子のほうは原則として 1 個しか排卵されず、その卵子が一番乗りした精子と受精し受精卵になるので、卵子の染色体異常は胎芽、胎児の染色体異常に直結するのです。

受精の過程でも染色体の異常が起きるらしく、結局、受精卵の染色体異常率は、なんと 40%にのぼります。この受精卵は、卵割を繰り返して、子宮内腔（ないくう）に移動していきます。そして、着床（ちゃくしょう）前の時点の妊卵（胚盤胞（はいばんほう）といいます）の染色体異常の率は 25%に減っています。

すなわち、染色体異常のある胎芽のいくらかは、この間に淘汰され、吸収されてなくなったのです。

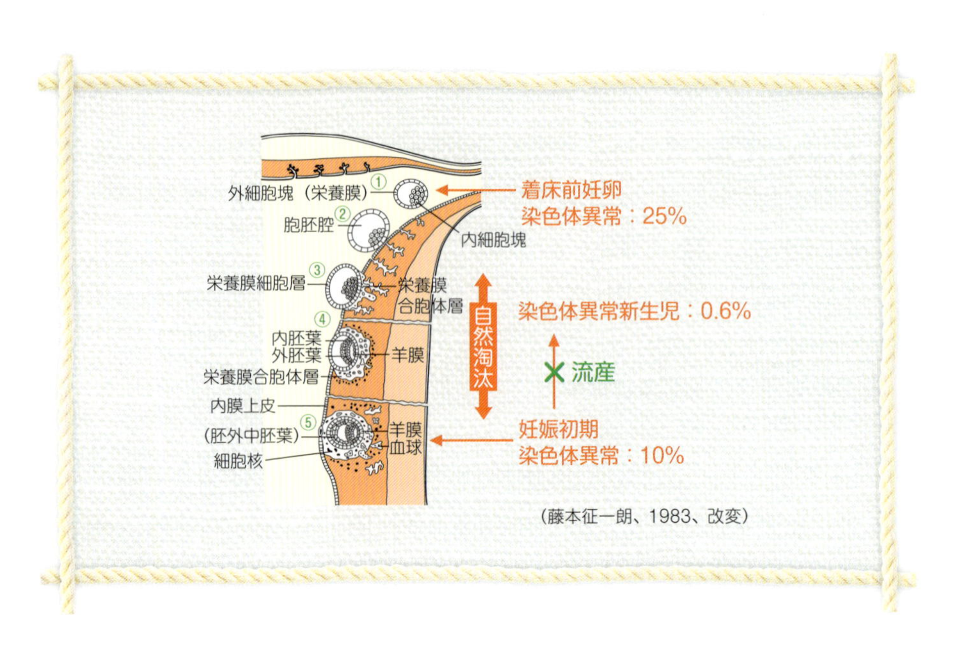

妊卵は子宮内膜に到達し、着床が起きます。そして、しばらくすると月経が遅れ、妊娠反応を調べると陽性になります。すなわち、皆さんが妊娠したことに気がつくのです。

この時点での胎芽の染色体異常の率は10%であり、着床前の25%より減少しています。つまり、ここでも染色体異常のある妊卵は着床に失敗し、淘汰されているのです。

さて、月経が遅れ、妊娠反応が陽性となり、皆さんが妊娠に気がついた時点ですが、胎芽の染色体異常の率は10%です。

もしも妊娠判明後、全ての妊娠が継続したならば、生まれてきた子どもの10%は染色体異常児ということになってしまいます。当然、現実ではそのようなことは起きておらず、ほとんどの染色体異常をもった胎芽、胎児は淘汰され、実際に生まれてくる染色体異常新生児は0.6%に過ぎません。

この、妊娠が判明した後に起きた自然淘汰のことを皆さんは「流産」と呼んでいる訳です。

たしかに、流産は場合によっては手術が必要になりますし、精神的にも肉体的にもダメージが大きく、問題になります。しかし、純粋に医学的に考えると、着床前に起きた細胞レベルの自然淘汰と、いわゆる流産は、意味的には何ら変わりありません。

ただ、淘汰された時期がたまたま遅いか早いかの違いだけです。

染色体異常と自然淘汰

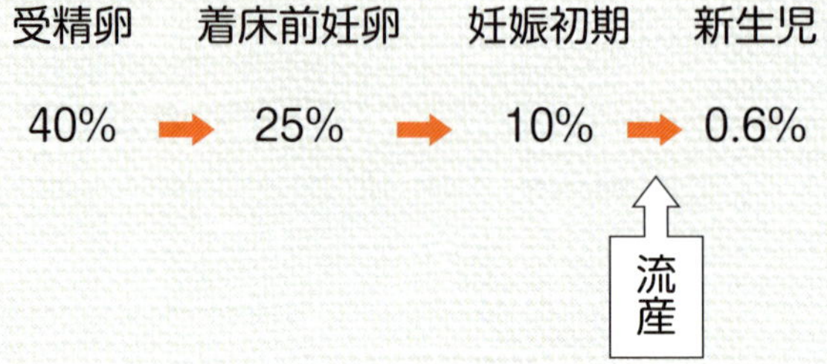

受精卵		着床前妊卵		妊娠初期		新生児
40%	→	25%	→	10%	→	0.6%

流産（妊娠初期→新生児）

どこから妊娠と言えるのか、また、どこから子どもと言えるのかは非常に難しい問題です。医学的、社会的、宗教的にいろいろな解釈があります。

受精卵は、まだ細胞レベルとはいえ、遺伝学的には両親の遺伝子を受け継いでいるので、既に子どもであると言おうと思えば言えないことはありません。

では、この受精卵が子どもだとして、それが全て無事に生まれてくるとすると、生まれた赤ちゃんの 40%が染色体異常児ということになってしまいます。

しかしながら、当然、実際にはそのようなことは起きていません。実際に何が起きているかというと、受精卵の時点で約 40%の頻度であった妊卵の染色体異常は途中でどんどん淘汰され、その頻度は減少し、最終的に染色体異常をもって分娩（ぶんべん）に至る新生児は少数です。

妊娠発覚前に淘汰された場合は、細胞レベルであるので、本人は気がつかないで終わってしまいます。この時期に起きた自然淘汰は、皆さんがどう感じるかというと、「今回の周期は、排卵日に妊娠トライしたのに、妊娠せずに月経が来てしまった」と思うだけです。

しかしながら、厳密に言えば、それは普通の月経ではなく、超早期流産（そんな言葉はないけれど）と言おうと思えば言えないことはないのです。

このような「超早期流産」は、日常的に起こっているとはいえ、もしこれも流産ととらえるならば、もしかすると流産を経験したことのない女性は世の中にはほとんどいないのかもしれません。

現に月経予定日に妊娠検査を行うと、うっすら陽性が出て、そのまま月経が来てしまうことがよくあります。

妊娠反応という生化学的反応のみで終わる妊娠を生化学的妊娠といいますが、これを臨床的に妊娠、流産であるととらえることは不適切です。

最近の妊娠検査薬はかなり感度が良いので、このような早期の自然淘汰をひろうことがあります。

生化学的妊娠（化学流産）

- 生化学的妊娠とは、超音波検査で胎嚢が見えることなく、妊娠反応陽性という生化学的反応のみで終わってしまう妊娠のことである。
- 臨床的には妊娠や流産としては扱われない。
- 化学流産と呼ばれることもあったが、流産の一種であると誤解されるため、この名称は不適切である。

生化学的妊娠とは、超音波検査で胎嚢（たいのう）が見えることなく、妊娠反応（hCG：ヒト絨毛（じゅうもう）ゴナドトロピン）陽性という生化学的反応のみで終わってしまう妊娠のことです。

臨床的には妊娠や流産としては扱われません。“化学流産”と呼ばれることもありますが、流産の一種であると誤解されるため、この名称は不適切であり使わないことが望ましいと思います。

最近、月経予定日前後に高感度の妊娠検査薬を使用し、陽性が出た後に月経になり、悩んでいる方を多く見かけます。毎回のように月経予定日に検査を行い、陽性が薄くでも出れば妊娠、流産ととらえ、不育症外来を受診される方、あるいは既に不育症検査が終わり、提示された治療方針に従い、アスピリンなどを高温期から飲んでいたのに“化学流産”になり、方針の再検討について相談に来られたりする方がいらっしゃいます。

10ページで説明したとおり、重要なことは、着床前の胚盤胞（はいばんほう）の染色体異常率は25%もあるのですが、妊娠判明時には10%に減っているという事実です。要するに、多くの染色体異常をもった受精卵は、着床前後に自然淘汰されています。

したがって、非常に高感度の妊娠検査薬を毎周期、月経予定日前後に使用すれば、一時的に陽性に出ることは非常によくあることです。

アメリカの論文（Fertility and Sterility 1996；65：503-509）によると、不妊でも不育症でもない健康なカップルに、排卵日に性交渉をもってもらい、その後毎日早朝尿を提出してもらい、妊娠反応を検査したところ、なんと全妊娠の31%が流産となり、その流産の中の41%は、尿検査で陽性が出ただけの“化学流産”だったそうです。本当の臨床的な流産は、9.5%でした。“化学流産”になった場合も、月経の遅れを伴わないものも多かったそうです。要するに、正常な若いカップルでも、毎回月経予定日に妊娠検査を行えば、“化学流産”は普通に見られることになります。また、もしも妊娠検査陽性が出た直後に月経になったものを妊娠とか流産にカウントするのであれば、若い正常なカップルでさえ流産率は31%もあることになります。

以上のことから、妊娠反応で陽性が出たからといって、その後すぐに月経になった場合に流産とカウントすることには、問題があります。そんなことをしたら、世の中、習慣流産患者であふれてしまいます。

また、不育症治療中の方でも、提示された治療をしていたのに“化学流産”になってしまったので、治療方針を再検討するべきであるというご意見にも賛同しかねます。筆者は着床障害の研究、検査、治療にも力を入れていますが、染色体異常の受精卵が自然淘汰されずに生まれるようにすることはできませんし、するべきでもありません。皆さんが医学の最先端の高感度妊娠検査薬を使用して覗（のぞ）いているのは、神の領域です。安易に覗き、人間の狭い視点でそれを評価しないほうが良いかもしれません。

生化学的妊娠を何度も繰り返した場合は着床障害を疑うこともありますが、この件に関しては後で詳しく触れます。

年齢と流産率

年齢	流産率
平均	15%
35 歳	20%
40 歳	40%
42 歳	50%

人間の場合、流産は誰でも約 15%の頻度で起きます。

たとえば 1 人の女性が 10 回妊娠すれば、そのうち 1～2 回は流産するし、我々産婦人科医の立場で言えば、外来に 10 人妊娠した人が来れば、必ずそのうち 1～2 人は流産するのです。そして、その理由の多くは胎児側の染色体異常によるのです。

この流産率は、女性の年齢が上がるとともに増加します。

流産率は 10 代から 35 歳まではだいたい横ばいで、35 歳の女性の流産率は約 20%と報告されています。しかしながら、35 歳以降急激に上昇し、40 歳で 40%、42 歳で 50%に達し、42 歳以上では 80～90%といわれています。

妊娠、分娩のタイムリミットを考え、心配して不妊・不育症外来を訪れる人は 37～38 歳が多く、その人たちの流産率は約 1/3 ということになります。

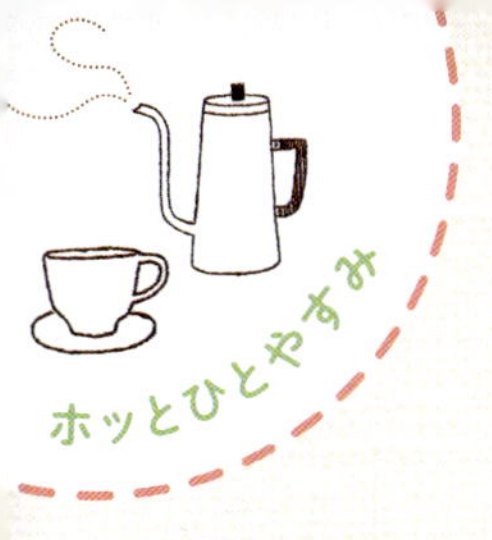

真実を知り、諸行無常を知る

人間の究極の欲望は、不老不死かもしれない。しかし、もし不老不死が実現できたら本当に幸せになれるのであろうか。それを描いたのが手塚治虫の『火の鳥』である。手塚治虫は、ご存知のとおり医者である。どうも科学者というのは、般若心経(はんにゃしんぎょう)など仏教哲学にはまる傾向がある。筆者もその一人である。特に、不育症などという生命の神秘を解明するような分野を専門にしていると、研究すればするほど、あまりにも全てが巧妙にできており、大いなる存在（それを神と呼ぶべきかは分からないが）の偉大さに圧倒される。

内田樹(うちだたつる)先生は、「どういうルールで行われているか分からないゲームに、気がついたらもうプレイヤーとして参加していた」というのが人間の立ち位置であると言っている。この世を創った大いなる存在を感じ、世界の創造に遅れて来た人間という小さな存在を感じれば、謙虚にならざるを得ない。そうすると、努力すれば自力で生命を操作できるなどというのは傲慢(ごうまん)であり、他力本願、つまり大いなる存在に身を委ねるしかないと思えてくる。最近、体外受精、クローン技術、遺伝子操作など、技術の進歩が著しい。もしかすると、火の鳥の血を飲まなくても不老不死が可能になる日が来るのかもしれない。しかし、それが本当に人間の幸せに結びつくのだろうか。

釈迦(しゃか)が悟りを開いたとき、何を見て何を感じたのだろうか。おそらく大変な多幸感を味わったのであろう。自分個人の死は全ての終わりではなく、輪廻転生の一部に過ぎないのかもしれない。たまたま自分の中に入っていた魂が解き放たれ、また次の生命を求めて大いなる世界に戻っていく。そこには苦しみも悲しみも何もない。空である。色即是空、空即是色。般若心経は実に深い。自然淘汰された受精卵、胎芽、胎児、皆そんな旅の最中なのであろう。ならば、なぜ悲しむ必要があるのだろう。ほとんどはその存在にも気がつかないのに、たまたま医学の進歩で旅の途中の魂を感じることができるようになった。出会いがあれば、悲しみも生じる。不育症の人は、そんな悲しみに暮れている。しかし、出会えたこともまた奇跡なのである。

筆者は落ち込んだとき、般若心経の写経をする。とても気分が落ち着く。抗うつ剤を飲むよりは効果があるかもしれない。不育症と闘い、とてつもない不安に駆られたとき、写経をお勧めする。大いなる存在を感じ、小さな生命に出会えたことを感謝しつつ、あなたは気がついていないかもしれないけれど、既にあなたの側に控えている次の命の温かさを感じながら、般若心経を心を込めて無心に書き写すのである。お試しあれ。

35 歳女性の
反復流産、習慣流産の頻度

2 回流産の頻度

$0.2^2 = 0.04$　　4%

3 回流産の頻度

$0.2^3 = 0.008$　　0.8%

では、流産を繰り返してしまう頻度を 35 歳の女性を想定して計算してみましょう。35 歳の女性の流産率は約 20%ですので、それを 2 回繰り返すのは 0.2 の二乗で 0.04、すなわち 4%です。つまり、35 歳の女性の場合、100 人いれば 4 人の人が、2 回流産を繰り返す訳です。

では、3 回繰り返す頻度はどうかというと、0.2 の三乗で 0.008、すなわち 0.8%、だいたい 1%ということになります。つまり、35 歳の女性の場合、100 人いれば 1 人は、3 回流産を繰り返すことになるのです。

この人たちの中には、単に運が悪く流産を繰り返しているだけの人も多くまざっています。流産を起こしやすい何らかの原因、異常をもつ、いわゆる「不育症」ではない人も多くまざっているのです。しかしながら、それをはっきりさせるためには、不育症検査を受ける必要があります。

もしこの人達に不育症の検査をし、何も異常が見出されなかった場合、それは原因不明の不育症と診断するのではなく、異常なしと診断するのが妥当でしょう。この件に関しては、後で詳しく説明します。

AMED 不育症研究班

不育症研究機関

東京都
　国立成育医療研究センター研究所
　　周産期病態研究部
　東京大学医学部附属病院
　　女性診療科・産科
神奈川県
　杉ウイメンズクリニック 不育症研究所
富山県
　富山大学 産科婦人科（研究代表者）
愛知県
　藤田医科大学総合医科学研究所
　　分子遺伝学研究部門
兵庫県
　神戸大学 産科婦人科
　兵庫医科大学 産科婦人科
岡山県
　岡山大学 保健学研究科

平成 20 年度（2008 年度）から厚生労働省の子ども家庭総合研究事業の一環として不育症の研究班が立ち上がりました。

富山大学大学院医学薬学研究部産科婦人科学の齋藤 滋教授を研究代表者とし、全国の不育症専門医が結集して、3 年間にわたり、集中的に研究を行いました。その後、厚生労働省不育症研究班は、日本医療研究開発機構（AMED）不育症研究班と名前を変え、2016 年から 3 年間、再度研究が続行されました。その研究機関リストは上記のとおりです。

そこで行われた研究成果は、全て web サイト（http://fuiku.jp）で見ることができますが、あまりにも膨大な研究報告書なので、本書でも要点を少しだけ紹介します。また、研究が終了した 2018 年度の最後に、その時点での「不育症管理に関する提言 2019」をまとめました。

不育症はまだまだ発展途上の分野であり、研究班の中でもいろいろな意見があり、提言をまとめるのは大変困難でしたが、現時点での日本の不育症研究者の意見の集大成であります。もちろん、今後、必要があれば改善していくことになるでしょう。

この研究班の研究により、ヘパリン在宅自己注射の安全性、有用性が報告され、それを受けて 2012 年 1 月にヘパリン在宅自己注射に保険が適用されました。

AMED 不育症研究班提言
―不育症の概念―

- ２回以上の流・死産の既往がある場合を不育症（recurrent pregnancy loss）とする。異所性妊娠や絨毛性疾患（全胞状奇胎、部分胞状奇胎）は、流産回数に含めない。既に生児がいる場合でも、２回以上の流・死産の既往があれば不育症に含める。
- 生化学的妊娠（biochemical pregnancy）は現在のところ、流産回数には含めない。ただしESHRE Early Pregnancy Guideline Development Group 2017では、生化学的妊娠を流産回数に含めているので、繰り返す生化学的妊娠については不育症に含めるか否かにつき、今後、日本でも検討していく必要がある。

実は、「不育症」という言葉は、正式な医学用語ではありません。したがって、いまだにはっきりとした定義はありません。

英語に同じような単語はなく、なかなか便利な日本語ですが、はっきりしないと問題も生じますので、AMED 不育症研究班で不育症の概念を解説しました。

まず、２回以上の流・死産を繰り返す場合としました。３回以上流産を繰り返す場合は「習慣流産」といい、これは医学用語です。

以前は習慣流産と不育症が同義と思われていましたが、2011 年と今回の提言では、２回の流産で不育症であると、やや範囲を広げました。

たとえば、20 代の女性が２回流産する確率は、30 代の３回流産に匹敵しますし、胎児心拍確認後の流産を２回繰り返した場合、３回目の流産が起きるまで検査しないで放置することは不適切な場合もありますので、それらを取りこぼさないようにした訳です。

１回目の妊娠で無事第１子を分娩し、その後流産、死産を繰り返すケー

スもよく見られますが、１人産んだ実績があるのだから不育症ではないと言ってはいけません。

　不育症の原因はいろいろですが、この原因があれば100％流産する、というようなパワフルな原因は、実は存在しません。したがって、不育症の原因があっても、うまくすり抜けて生まれてくることはある訳なので、１人産んだ実績があっても不育症は否定できないのです。

　また、抗(こう)リン脂質抗体症候群(ししつこうたいしょうこうぐん)など、妊娠、分娩をきっかけにして発症したり増悪(ぞうあく)する病気もあります。この場合、１人産んだ時はまだ病気はなく、その時の刺激で不育症が発症したということになります。

　生化学的妊娠に関しては、既に解説したとおりです。原則として臨床的な妊娠、流産には含めませんが、何度も繰り返した場合、不育症として扱うべきなのかは、これからの研究課題です。

AMED 不育症研究班提言
―不育症の頻度―

- 流産は約 15%の頻度で生じるが、高年齢や流産回数が多くなるにつれ、その頻度は増加する。
- 班員の研究により一般の市民における 2 回の連続流産率は 4.2%、3 回以上の流産率は 0.88%であることが判明した。
- 女性の年齢分布から有病率を計算すると毎年 3.1 万人の不育症（うち習慣流産 6,600 人）患者が出現していることになる。これらの不育症は累積する可能性がある。

先ほど、35 歳の女性を例に、流産を繰り返す確率を計算しました。

2 回流産する確率は理論的には 4%、3 回流産する確率は 0.8%でしたが、これを厚生労働省不育症研究班で実際に調査したところ、理論値とぴったり一致するデータが得られました。

妊娠を経験した全女性のうち、2 回流産経験者は 4.2%、3 回以上流産経験者は 0.88%でした。ちなみに、1 回流産経験者は約 40%もいたそうです。流産が、いかに身近なものか、お分かりかと思います。

問題は、このことが全く周知されていないことです。流産というのは、非常に稀（まれ）な出来事であるという間違った情報をもっている女性が多いことが問題であると思います。

既往流産回数と次回妊娠成功率

２回流産した人が、何の検査、治療もしないで
再度妊娠した時の妊娠成功率は………80～90％

３回流産した人が、何の検査、治療もしないで
再度妊娠した時の妊娠成功率は………50～60％

２回流産した人が、何の検査も治療もしないで３回目の妊娠に臨(のぞ)むとどうなるのでしょうか。

なんと、80～90％は流産せず、生児を得ています。つまり、２回流産を経験した人の多くは、運悪く自然淘汰の流産を２回引いてしまっただけであり、不育症である率はそんなに高くはないということになります。

このデータを根拠に、２回流産を繰り返した時点では、必ずしも不育症の検査、治療が必要とは限らないと言われているのです。また、３回以上流産を繰り返して初めて習慣流産という病名が付くのも、同じ理由によります。

だからといって、「２回流産の時点では不育症検査は時期尚早である」というマニュアルも、いかがなものかと思います。20代の女性の流産率は約10％ですので、２回流産する確率は0.1の二乗で1％の確率であり、先ほど述べたように30代女性が３回流産する確率である0.8％に匹敵します。

また、流産時期が心拍確認前か後かでも状況が異なりますので、それらを全て無視して、単純に流産回数のみで不育症検査をするかしないかを決めるマニュアル医療には賛成できません。

では、3回流産した人が、何の検査も治療もしないで4回目の妊娠に臨むとどうなるのでしょうか。

50〜60%の人は妊娠に成功し、生児を得ています。これは、皆さんが考えているより意外と高い成功率であると思います。普通、3回流産が続くと、その本人も産婦人科医も、すっかり自信がなくなり、何らかの適切な検査、治療をしないと、次回妊娠の成功率は限りなくゼロに近いと考えがちです。

しかしながら、実際はそうではなく、半分以上はうまくいくのです。

この意外な事実が、今まで不育症分野の発展を妨げてきたことは否めません。すなわち、全く見当違いの検査、治療を行っても、次回妊娠の成功率は想像したよりは決して悪くはないのです。

無治療の場合の次回妊娠成功率を何の根拠もなくゼロに近いと決めつけることにより、数多くの誤った検査、治療が横行してきた事実に医師も患者も気がつくべきです。

偶発的流産を繰り返す確率

- 流産の原因の 80%は胎芽、胎児の染色体異常による自然淘汰である。
- それを 2 回繰り返す確率は、0.8 の二乗で 0.64
  - ➡ 2 回流産歴の人は、64%は不育症検査異常なし
- それを 3 回繰り返す確率は、0.8 の三乗で 0.51
  - ➡ 3 回流産歴の人は、51%は不育症検査異常なし

不育症検査全て異常なしの人の多くは、原因不明不育症ではなく、偶発的流産を繰り返しただけである。

なぜ、流産を繰り返した人の無治療での次回妊娠成功率が思ったよりも良好なのかということに関しては、理論的に説明することが可能です。既に説明したように、流産の原因の 80%は胎芽、胎児の染色体異常による自然淘汰ということが分かっています。

したがって、2 回流産した人で、2 回とも自然淘汰流産であった確率は、0.8 の二乗で 64%ということになります。つまり、2 回流産経験者の 64%は運悪く流産を繰り返した人であり、不育症ではありません。

不育症検査を受けても、64%の人は全く異常なしになるはずです。しかし、残りの 36%の人は何らかの原因が見つかり、この人達に関しては、適切な治療をしないと、次回妊娠も流産してしまうかもしれません。

要するに、2 回流産の人は、もともと不育症検査で異常なしで終わる確率のほうが高いので、不育症検査を受ける目的は、原因を見つけるというよりは、むしろ異常なしを確認する意味合いのほうが強いということになります。

検査で異常が見つからなかった場合、原因不明の不育症と考えるよりは、素直に異常なしと考えるほうが無理がありません。

3回流産した人ですら、3回の流産が全て自然淘汰流産であった確率は、0.8の三乗で51%です。

理論的には、3回流産経験者の約半分は、不育症の原因はなく、自然淘汰流産を繰り返した運の悪い人ということになります。したがって、3回流産経験者の半分は、不育症検査を受けても異常なしで終わります。

だから、25ページでお見せしたように、3回流産経験者の無治療での次回妊娠成功率が50〜60%もあることは、このことを証明しているのです。

不育症のリスク因子

1. 子宮形態異常
2. 甲状腺異常
3. 夫婦の染色体異常
4. 抗リン脂質抗体陽性
5. 第 XII 因子欠乏
6. プロテイン S 欠乏
7. プロテイン C 欠乏
8. 偶発的流産・リスク因子不明

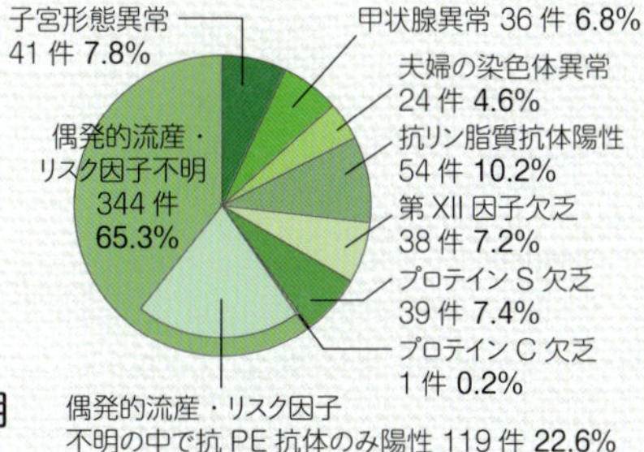

n=527（年齢 34.3±4.8 歳、既往流産回数 2.8±1.4 回、重複あり 43 件）
厚生労働省不育症研究班

このグラフは、厚生労働省不育症研究班の多施設研究で報告されたもので、全国の不育症外来で不育症患者さんに不育症検査を行い、そのリスク因子（リスクファクター）の頻度をまとめたものです。

筆者の患者さんも大勢含まれています。不育症の“原因”別頻度といったほうが分かりやすいかもしれませんが、そうではありません。“リスク因子”と“原因”は、異なります。

流産を引き起こすといわれているリスク因子は数多くありますが、100%必ず全ての妊娠を流産させるようなパワフルなリスク因子は存在しません。

また、本当に流産の原因なのか、因果関係が完全に証明されているリスク因子は意外と多くはありません。したがって、不育症検査を受けて、何か異常が見つかった場合、それを盲目的に過去の流産の原因であると決めつけることは、問題があります。そこで我々は、原因と呼ばずにあえてリスク因子と呼んでいるのです。

グラフを見ると、偶発的流産・リスク因子不明が約半分を占めています。

筆者の発見したキニノーゲン依存性抗 PE 抗体をリスク因子に入れるか

入れないかで約 40%から 60%の幅がありますが、約半分の人は、不育症検査で全く異常が見つかりませんでした。

このグラフを見ると、不育症の分野はまだほとんど解明されておらず、検査を受けても原因不明に終わることが多いので、検査は意味がないと思う人もいるかもしれません。

しかし、それは間違いです。

27 ページで説明したとおり、理論的には流産を繰り返した人の半分は偶発的流産を繰り返しただけであり、不育症検査を受けても異常が見つからないはずです。

したがって、この研究報告は、非常に納得がいきます。逆に、もしもほとんどの人に何らかのリスク因子が見つかったとすると、それは過剰診断、つまり誤診していることになり、不適切です。さらに、厚生労働省不育症研究班では、異常がなかった人の次回妊娠成功率は、無治療でも十分良かったと報告しています。

異常ないという診断が、徐々に自信をもってできるようになりつつあるのが、最近の不育症診療の現状です。

不育症の治療成績

治療	妊娠成功率
アスピリン	87.6%
アスピリン＋ヘパリン	84.5%
無治療 （異常なしと診断）	88.6%

日本産科婦人科学会生殖内分泌委員会報告、2005

ここに以前、国内で不育症診療に力を入れている、いくつかの施設が協力して行った全国調査の結果があります。

流産を繰り返して不育症外来を受診した患者に対して不育症スクリーニング検査を行い、診断し、治療を行った場合の次回妊娠成功率です。どれを見ても80～90%であり、良好な結果が得られています。つまり、きちんと専門外来を受診すれば、不育症恐れるに足らずということになります。

ここで注目していただきたいのが、無治療という項目です。

流産を繰り返して不育症外来を受診した患者に対して不育症スクリーニング検査を行いましたが、異常は全く見出されず、「異常なし」と診断した訳です。異常がないのだから治療も不要であり、次回妊娠の治療方針は無治療ということになります。

その場合の次回妊娠成功率はなんと88.6%に達し、極めて良好です。このデータが、我々不育症を専門とする医師に多大なる自信を与えてくれたことは事実です。

診断の中で一番難しいのは、「異常なし」という診断です。

「異常なし」と言うためには、異常を見落とさないように全てを網羅(もうら)したスクリーニング検査が必要です。不育症の分野はまだまだ未知のことが多く、子宮の中で何が起こっているのか解明されていない部分が多々あります。

しかしながら、このデータは、今現在、我々が行っている不育症スクリーニング検査が適切であり、その検査で異常が見出されなかった人に「異常なし」と診断しても、それほど間違ってはいないということを示してくれているのです。

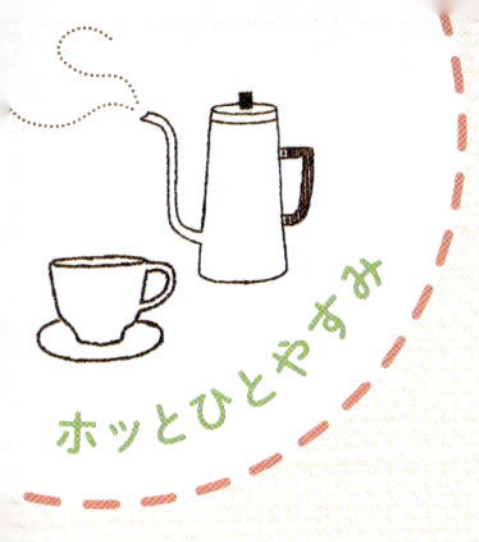

ホッとひとやすみ

不育症検査が全て異常なしの場合、原因不明不育症と考えるべきか、不育症ではないと考えるべきか

なかなか難しい問題である。筆者の不育症診療の目標は、異常なしという診断ができることである。異常なしという診断が一番難しい診断であり、それができる不育症専門医を目指している。流産を繰り返した人の次回妊娠成功率は皆さんが思っているよりは良好である。たとえば、2回流産した人が、何の検査も治療もしないで3回目の妊娠をした時の妊娠成功率は80〜90%で、かなり良好である。このデータより、2回流産した時点ではまだ不育症検査をする必要がないという意見もある。逆に言えば、2回流産した人に不育症検査をしても、明らかな原因が見出されないことが多いはずということになる。私は、2回流産歴のある人に不育症検査をする意義は、異常のないことを確認するためという意味合いが強いと考えている。

筆者も以前は、患者さんに対してなるべく何らかの異常を指摘し、何らかの治療方針を提示しようとする潜在(せんざい)意識があったことは否定できない。しかしながら、今、冷静に考えるとそれは過剰診断、すなわち誤診であったのかもしれない。でも、何らかの異常があると診断し、治療が必要であると言うほうが、医師としては楽なのである。不育症検査をして、何も異常がなかったので、異常なしと診断して次回妊娠は無治療という方針を提示すると、納得がいかなくて、異常ありと言ってくれる医師を求めて転院する人もいる。また、もし無治療の方針で次回妊娠の結果が悪ければ、治療方針を責められることもある。誰でも必ず20%ぐらいは流産するので、100%の成功率はあり得ないにもかかわらずだ。とは言え、不育症検査で異常値が出たからといって、それが原因であると診断することは安易である。

たとえば、高プロラクチン血症（特に潜在性高プロラクチン血症）、症状のない軽度甲状腺機能異常（特にTSHのみ異常の場合）、黄体機能不全、NK細胞活性高値、Th1/Th2高値、抗核抗体陽性などは、異常値が出てもそれが本当に過去の流産の原因であったかというと、非常に疑問である。これは私個人の見解ではなく、国際学会のコンセンサスである。しかしながら、それらに対する治療を行い、次回の結果が良好であれば治療の成果と感謝され、結果が悪くても、やることはやってもらったので悔いはないと感謝されるのである。したがって、医師としては、とにかく患者が来たらば、何らかの異常を提示し治療を施せば、患者の評判は悪くならない訳であり、そうして医療のレベルは低下していくのである。間違った原因を治療している間に、正しい原因を見逃すことになる。

今まで、いくつものエビデンスレベルの低い不育症検査、治療が横行しては消えていった（夫リンパ球免疫療法など）。その間、正当な不育症診療は停滞したのである。正しい診断なしには正しい医療はあり得ない。患者の希望により、ある程度過剰な治療を行うことはあるかもしれないが、それは正しい診断をした上で過剰治療をすることであり、過剰診断、誤診のもとに行った治療が偶然同じ治療であったとしても、同質の医療ではないのである。

不育症一次スクリーニング
AMED 不育症研究班提言 2019

推奨スクリーニング

1. 問診と対応
2. 子宮形態異常
   - 3D 経腟超音波検査（最も推奨）
   - ソノヒステログラフィー
   - 子宮卵管造影検査（HSG）
     （ヨードや放射線被ばくの影響あり）
   - MRI
     （腎臓の精査も兼ねる利点あり）
3. 内分泌検査
   - 甲状腺機能 fT4、TSH、TPO 抗体
4. 夫婦染色体検査
   （十分な説明と同意が必要）
5. 抗リン脂質抗体
   - 抗カルジオリピン抗体 IgG、IgM
   - 抗カルジオリピン-β_2GP I 複合体抗体
   - ループスアンチコアグラント
     （dRVVT 法、aPTT 法）

AMED 不育症研究班では、流産の原因として因果関係が確立しているエビデンスレベルの高い項目を、推奨スクリーニング検査としてまとめました。

これらの項目は、原則として全員に検査するべきですが、夫婦染色体検査に関しては、検査を受けるか、慎重に検討する必要があります。時には遺伝カウンセリングが必要です。

夫婦に正確な知識をもってもらい、その上で夫婦の同意のもとに行う検査です。患者に何も説明もなく、検査の一つとして機械的に採血して検査することは不適切です。

抗リン脂質抗体検査では、国際学会の診断基準に採用されている抗カルジオリピン抗体とループスアンチコアグラントの測定が必須です。抗体には、IgG というタイプと、IgM というタイプがあり、抗カルジオリピン抗体検査では、両方のタイプを測定しないと見逃すことがあります。

残念ながら、抗カルジオリピン抗体 IgM 検査は、国際学会では測定が必須とされているにもかかわらず、日本では保険が適用されません。

不育症一次スクリーニング
AMED 不育症研究班提言 2019

選択的検査

6. 血栓性素因スクリーニング
   第 XII 因子活性
   プロテイン S 活性
7. その他の抗リン脂質抗体
   抗 PE 抗体 IgG、IgM
8. 流産検体の病理学的検査
9. 流産検体の染色体検査

推奨スクリーニング検査は、原因としてのエビデンスレベルの高い項目ですが、これだけで不育症の診断をするには、項目が少な過ぎて無理があります。そこで、推奨スクリーニング検査の項目ほどは不育症の原因としてのエビデンスレベルは高くありませんが、それに次ぐ検査項目として推奨されているのが、不育症選択的検査です。

抗リン脂質抗体検査として、国際学会の抗リン脂質抗体症候群診断基準には入っていませんが、抗フォスファチジルエタノールアミン（PE）抗体が挙げられています。

この抗体の多くがキニノーゲンという蛋白質（たんぱくしつ）を認識することを世界で初めて発見したのは筆者であり、世界でも注目されていますが、測定系の国際的標準化が不十分ということで、診断基準にはまだ採用されていない状況です。

血栓性素因スクリーニングは、血液凝固（ぎょうこ）系異常の有無を調べる検査です。人よりも血が固まりやすい体質の人は、不育症になりやすいことが知られています。上記の抗リン脂質抗体もその一つです。

ほかにも血液凝固因子の異常が知られており、ここでは特に日本人によくみられる第 XII 因子欠乏症やプロテイン S 欠乏症などを調べています。

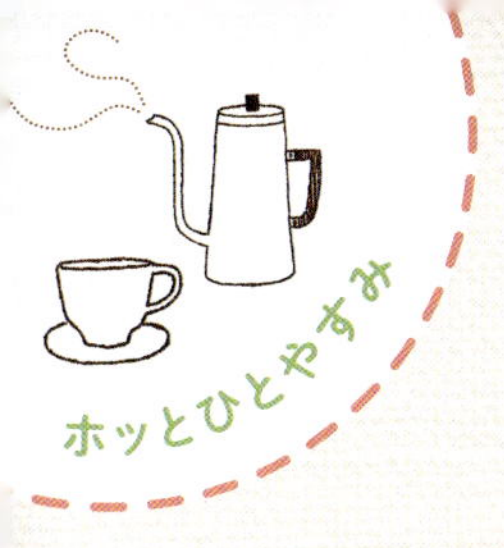

「どうせ検査をしてもアスピリンかヘパリンでしょ」という意見に対して

不育症の検査は、高額であると思われている。しかしながら、アメリカで不育症検査を受けると約 30 万円かかることを考えると、日本は格安であり、レベルも高いため、高額であるという指摘は当たらないと思うが（車の車検より安いし）、せっかく検査を受けても、結局治療が同じなのでは意味がないという意見にも一理ある。しかしながら、きちんとした検査を受け、診断しないと、たとえ同じ治療方針であったとしても、大きな問題が起きる。当院には、前医できちんとした診断をしないで治療を受け、駆け込んで来る人が多いので、その問題点を解説する。

不育症の原因の中で多いのは、血液凝固系の異常であり、低用量アスピリンやヘパリン療法などの抗凝固療法になることが多い。そこで、詳しい検査や診断をしないで抗凝固療法を行い、無事に分娩したとする。とりあえず、1 人子どもを産めたので、その時は良いのだが、きちんと診断していないので、次の妊娠は油断して無治療で臨み、また流産して当院を受診する人がいる。当院で検査をしたところ、明らかな凝固異常が見つかり、たまたま第 1 子妊娠時の治療は正解だった訳であるが、それを知らなかったために流産を増やしてしまったことになる。また、根拠もなくアスピリンを飲んで分娩した場合、自分は不育症かもしれない、アスピリンのおかげで産めたのかもしれない、生まれた子どもが女児なので、この子が将来不育症になるのか不安などといった心配事が出てきて、もう妊娠、分娩希望はないのに診断をはっきりさせるために来院する人もいた。

きちんと診断しないで抗凝固療法を行った場合、はっきりした治療の根拠がないので、妊娠初期を乗り切った時点で不育症外来を「卒業」となり、治療を終了したところ、その後で胎児死亡を起こして来院された人も多い。

原因不明で何度もアスピリン、ヘパリン療法を行っても流産を繰り返し、当院を受診された人の中には、検査を行ったところ、凝固異常とは無関係の染色体転座(てんざ)が見つかったり、糖尿病や甲状腺異常が見つかったり、子宮奇形が見つかったりした人も多い。見落としを防ぐため、不育症スクリーニング検査を系統的に行うことは重要である。

きちんと検査、診断しないと、たとえ血液凝固異常であったとしても、アスピリン療法単独で良いのか、ヘパリン自己注射も必要なのか、治療は妊娠初期のみで良いのか、分娩直前まで必要か、分娩後も必要か、薬の量は低用量で良いのか、高用量なのか、自費でやるのか、保険がきくのか、何も分からない。中には、重症抗リン脂質抗体症候群の人もいるかもしれない。それを診断しないで中途半端な治療をした場合、流産はしなくても、妊娠途中で重症妊娠高血圧(にんしんこうけつあつ)、重症子宮内胎児発育遅延(しきゅうないたいじはついくちえん)などが起こり、極小未熟児で生まれ、一生後遺症(こういしょう)を抱えたり、妊婦本人に肺塞栓(そくせん)が起こり、命が危なかった人など、さまざまな人を診てきた。

せっかく妊娠したのに流産していった子達は、命をかけて親に警告を与えているのかもしれない。それを無視しないでいただきたいと切に思うのである。検査を受け、きちんと診断できれば、適切な治療により、その後の妊娠は継続できるし、親の健康も維持できるのである。

不育症一次スクリーニング
AMED 不育症研究班提言 2019

研究段階の検査

1. 免疫学的検査
   末梢血：NK 活性、NK 細胞率、制御性 T 細胞率
   子宮内膜：CD56^{bright} NK 細胞率、CD56^{dim} NK 細胞率、
   KIR 陽性率、制御性 T 細胞率
2. その他の抗リン脂質抗体
   抗 PS/PT 抗体 IgG、IgM

免疫学的異常により、流産が引き起こされることは、ヒトでも確認されてはいますが、スクリーニング方法については、いまだ研究段階です。子宮内膜の免疫状況が必ずしも末梢血に反映される訳ではないので、採血して検査したデータにどれほど信頼性があるのか、不明です。だからといって、着床部位の子宮内膜を採取し、免疫状況を検査するのは、動物実験なら可能ですが、人間では不可能です。検査のせいで流産しますから。

その他の抗リン脂質抗体として、抗 PS/PT 抗体（抗フォスファチジルセリン・プロトロンビン複合体抗体）が最近注目されています。残念ながら、血栓症との関連を中心に研究され、検査の有用性が報告されていますが、不育症との関係は、いまだよく研究されていません。

不育症一次スクリーニング
AMED 不育症研究班提言 2019

推奨されない検査

1. 免疫学的検査
   - 夫婦 HLA 検査（一致率）
   - ブロッキング（遮断抗体）抗体検査、混合リンパ球培養（MLR）検査
   - 抗 HLA 抗体
   - サイトカイン定量（インターフェロン、TNFα、CSF、TGFβ など）
   - サイトカイン polymorphism
2. 内分泌的検査
   - LH、P4 値、アンドロゲン、プロラクチン、AMH、インスリン

今回の提言 2019 では、新たに推奨されない検査が追加されました。これらは、古典的な検査であり、現在ではその有用性は認められていません。

1980 年代は、白血球の血液型である HLA が夫婦で似ていると流産しやすいという仮説があり、混合リンパ球培養検査などが広く行われていましたが、今では否定されています。また、血液検査で CSF、TNFα、TGFβ やインターフェロンなどのサイトカインを測定することも、意味はありません。

また、不妊ではよく検査される、プロラクチン、P4（プロゲステロン、黄体ホルモン）なども、不育症の検査としては、不適切です。

高プロラクチン血症

- プロラクチンは、母乳を出すホルモンである。
- 授乳中のお母さんは無月経であることが多い。
- 高プロラクチン血症は排卵を抑制し、不妊の原因になる。
- 妊娠中、プロラクチン値は非妊時の 10 倍になる。
- 高プロラクチン血症が不育症の原因になるという説は、証明されていない。
- プロラクチンは、妊娠維持に必須なホルモンである。

以前は不育症の検査の一つとして行われることの多かったプロラクチン検査ですが、厚生労働省不育症研究班の提言 2011 では、不育症の直接の原因ではないということで、検査項目からは外されました。さらに、今回の提言 2019 では、推奨されない検査に挙げられています。その理由をここに説明します。

プロラクチンというのは母乳を出すホルモンです。血中プロラクチン値は血液検査で簡単に調べられます。分娩後の授乳中のお母さんは、当然プロラクチン値が高いです。またプロラクチンは母乳を出す以外に面白い作用があり、それは排卵、月経を止めてしまうということです。

分娩後、授乳中にすぐに次の妊娠をすると困るので、そうさせないように自然の摂理でうまくできている訳です。

このプロラクチンが、妊娠してもいないのに、たくさん分泌されてしまうのが高プロラクチン血症です。

その場合、妊娠してもいないのに母乳が出たりしますが、それはそれでそんなに困らないとしても、問題は排卵、月経が止まってしまい、不妊の原因になり得るということです。したがって、不妊の人で排卵障害のある人はプロラクチン値を測り、高値であればプロラクチンを下げる薬を飲むことになります。

ところが、よくある誤解で、高プロラクチン血症は不妊の延長線上で、流産の原因にもなると思い込んでいる人が多いのですが、実は、そのようなことは証明されていません。

そもそもプロラクチンは、妊娠すると分泌が亢進し、妊娠中は非妊娠時の10倍に跳ね上がります。妊娠中よりプロラクチンが乳腺に働き、母乳を出す準備をしている訳で、考えてみれば、分娩直後から急にプロラクチンが出ても、すぐに母乳が出るとは思えないので納得がいきます。

したがって、妊娠中にプロラクチンがたくさん出るのは正常なことであり、プロラクチンが流産を引き起こすという説には矛盾があります。

最近では逆に、プロラクチンはむしろ妊娠維持に必要なホルモンであるという研究報告もあります。したがって、不育症の人にプロラクチンの検査を行い、高値であった場合、それが不育症の原因と診断し、プロラクチンを下げる薬を飲めば流産は止まると考えるのは、適切ではありません。

黄体機能不全と不育症

- 妊娠時の黄体は非妊娠時の黄体と異なる。
  非妊娠サイクルでの黄体機能の評価は妊娠時を反映しない。
- 不育症患者の黄体機能不全のある群とない群で次回妊娠流産率を無治療で比較したところ、差はなかった。
- 黄体ホルモン補充療法が不育症に有効であるという説は証明されていない。

プロラクチン検査と同様、以前は不育症の検査の一つとして行われることの多かった黄体機能検査ですが、厚生労働省不育症研究班の提言 2011 では、これも不育症の直接の原因ではないということで、検査項目からは外されました。さらに、提言 2019 では、推奨されない検査として挙げられています。

排卵した後の卵巣にできるのが黄体です。本当に黄色いので黄体と呼んでいます。この黄体から出るホルモンを黄体ホルモン（P4：プロゲステロン）といいます。

このホルモンは子宮内膜に作用し、内膜を着床に適した状態にもっていくという重要な役割を果たしています。つまり、畑を耕(たがや)してくれる訳です。

したがって、このホルモンの出が悪いと、受精卵が来ても着床できず、不妊の原因になります。また、着床はできても妊娠維持ができず、流産の原因になるのです。

しかしながら、黄体機能不全が本当に不育症の原因になるのかに関しては、意外なことに証明されていません。

そもそも妊娠していない月経周期の高温期の黄体ホルモンの出方を検査して黄体機能を評価しても、それが妊娠したときの黄体ホルモンの出方と同じであるという保証はなく、妊娠していない周期の高温期をいくら調べても妊娠時の黄体ホルモンの分泌を反映しないので、あまり意味はないかもしれません。

妊娠が成立すると妊娠黄体ができ、普段の月経黄体とは異なる黄体ホルモンの分泌が起きます。したがって、非妊娠時の高温期に検査をして黄体機能不全と診断した場合、それが不育症の原因であるかは不明です。因果関係を否定する論文も多く、黄体機能不全と診断された不育症患者で、黄体ホルモンの補充療法をしてもしなくても、次回妊娠の成功率に差が出なかったという論文が報告されています。

もちろん、体外受精などで黄体ホルモンの自然分泌が期待できないときは黄体ホルモンの補充は必須ですし、妊娠初期に黄体のある卵巣を手術で摘出してしまった場合は流産が起きます。

黄体が妊娠維持に必須であることは間違いありません。ただし、上記のような方法で黄体機能不全と診断した場合は、それが過去の流産の原因であるとは言えないのです。

妊娠初期に黄体ホルモン値を調べ、低値であった場合は、妊卵が何らかの理由で育っていないから低値なのであって、黄体ホルモンを補充すれば妊娠が継続できる訳ではありません。因果関係が逆なのです。不育症患者で黄体機能不全と診断された場合、それが過去の流産の原因であると決めつけ、黄体ホルモン補充療法を行えば流産は止まると考える前に、他の不育症の原因を探すべきです。

甲状腺疾患と不育症

- 甲状腺疾患のある患者は、流産しやすい。
- 甲状腺ホルモンの過不足が直接流産の原因になり得るかは不明である。
- 多くの甲状腺疾患（バセドウ病、橋本病）は自己免疫疾患である。したがって、抗リン脂質抗体などの流産の原因となる抗体を併せもっている可能性も否定できない。

甲状腺の病気の人が妊娠すると流産しやすいことは、以前よりよく知られていました。そこで、甲状腺ホルモンの値を血液検査で調べる必要があります。

甲状腺ホルモンが出過ぎる甲状腺機能亢進症や出なさ過ぎる甲状腺機能低下症、どちらに転んでも流産と関係します。そこで、甲状腺ホルモン値が正常範囲内になかった場合は、甲状腺を専門とする内科医に依頼し、甲状腺の疾患の診断、治療をしてもらうことになります。

しかしながら、甲状腺ホルモンの過不足が直接流産の原因になると決めつけて良い訳ではないようです。ということは、内科医に甲状腺疾患の診断、治療を依頼し、ホルモンバランスを整えてもらっても、流産は止まらない可能性があります。

多くの甲状腺疾患は、バセドウ病にしても橋本病にしても、自己免疫疾患の一種です。つまり、免疫のバランスがくずれていて、甲状腺に対する自己抗体ができ、そのせいで甲状腺の病気になる訳です。自己免疫疾患の人は、1人でいくつもの自己抗体を併せもつことが多いのです。
　たまたま甲状腺に対する自己抗体があればバセドウ病や橋本病になるし、抗リン脂質抗体など妊娠の邪魔をする自己抗体があれば流産を起こすことになります。

　したがって、甲状腺疾患が見つかった場合、それが過去の流産の原因と決めつけ、甲状腺疾患の治療をした時点で不育症の治療が終了したと考えるのではなく、抗リン脂質抗体などの流産を引き起こす自己抗体がないか、検索する必要があります。

　甲状腺ホルモン（fT4）値が正常で、甲状腺刺激ホルモン（TSH）が高値の場合を、潜在性甲状腺機能低下症といいます。甲状腺機能が少し悪く、TSH がたくさん分泌し、甲状腺を刺激してやっと fT4 が正常値に保たれている状態です。この場合の対処法は、まだ定まっていませんが、甲状腺に対する自己抗体（抗 TPO 抗体）の有無を確認し、必要があれば、レボチロキシンという甲状腺ホルモン薬で治療することもあります。詳しくは、甲状腺専門医にご相談ください。

子宮形態異常と不育症

子宮奇形の検査

- 子宮形態を見るための検査として、子宮卵管造影が一般的であった。
- 最近では、3D 経腟超音波検査が推奨されている。
- その次に推奨されるのは、ソノヒステログラフィーである。

子宮形態異常があると流産しやすいことが知られています。

子宮形態を見るための検査としては、子宮卵管造影(しきゅうらんかんぞうえい)の検査が一般的です。子宮の形態を見る場合、子宮の内腔を見ることが大切であり、子宮卵管造影とは子宮内腔の形を写真に撮る方法です。

子宮の内腔に、あらかじめ造影剤という、レントゲンを撮ると白く写る液体を注入します。その後、腹部のレントゲンを撮ると子宮の内腔の形が写るのです。

しかしながら、この検査は、痛みを伴うこと、造影剤に含まれるヨードが甲状腺機能に影響する可能性があること、放射線被ばくの問題などがあります。

最近では、3D 経腟(けいちつ)超音波検査が感度(かんど)、特異度(とくいど)ともに高く推奨されていますが、高価な機械のため、まだあまり普及していないのが現状です。

MRI 検査が行われることもありますが、MRI 検査は一次スクリーニング（3D 経腟超音波検査、ソノヒステログラフィーなど）で異常を認めた際に施行しても良い検査です。なお MRI 検査は子宮の形態異常のみならず、泌尿生殖器系（腎臓も含めて）の精査にも有用です。子宮奇形に腎奇形を合併することも多いので、両方の診断が一度にできるのが長所です。

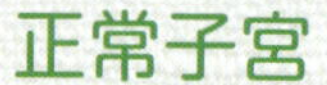

弓状子宮

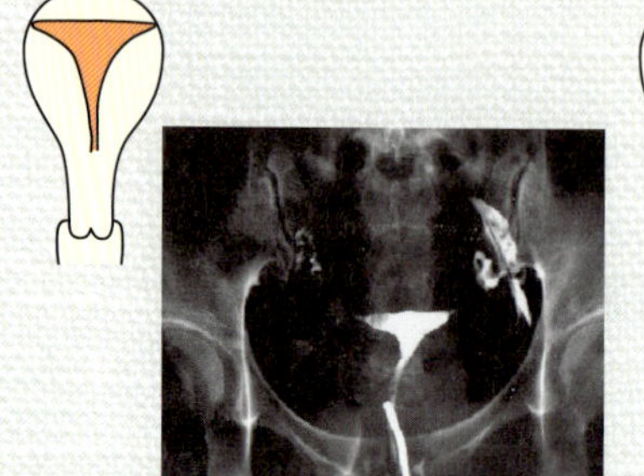

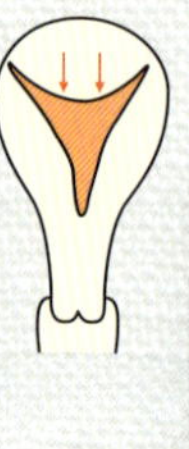

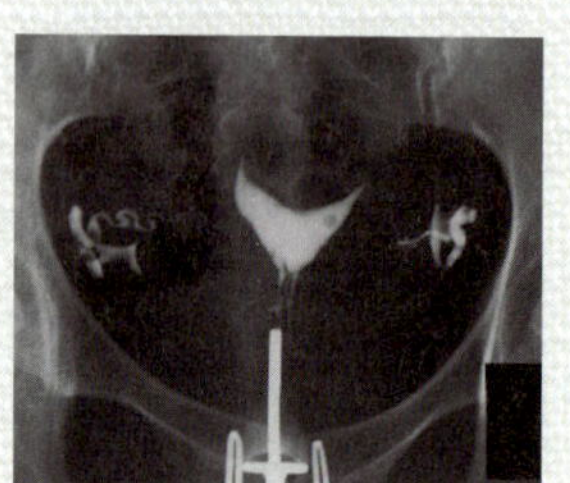

左は、正常子宮の子宮卵管造影の写真です。

見てのとおり、正常子宮の内腔は逆三角形です。子宮は骨盤の中でぶらぶらしているものであるので、多少左右に傾いていても全く問題はありません。

右の写真は弓状子宮です。

正常子宮と比較して、逆三角形の底辺が弓状にやや凹んでいます。この程度の異常はよくあるし、これが不育症の原因となることはあまりないと思われます。まして、子宮形成の手術をする必要はありません。

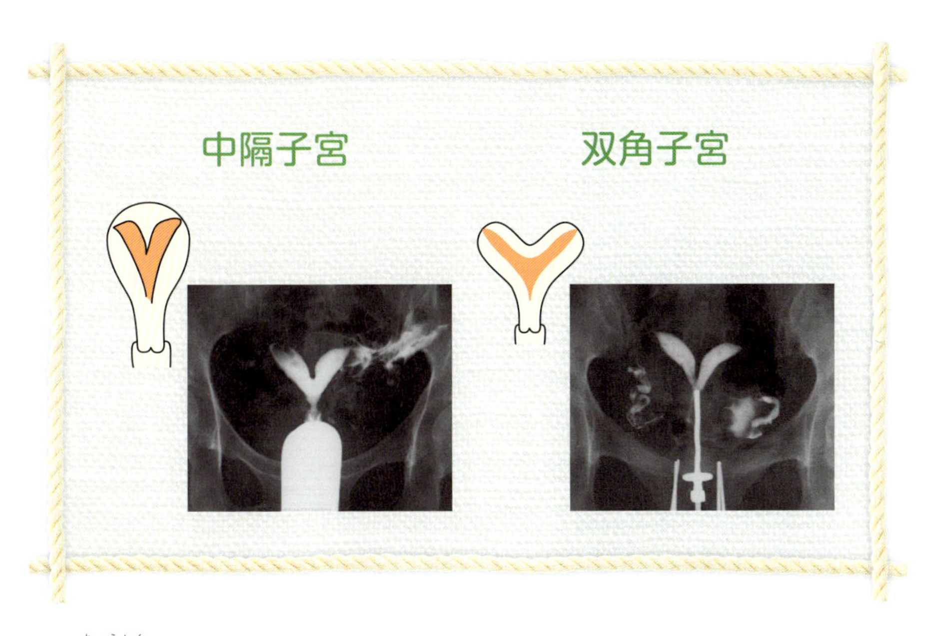

中隔子宮は、子宮の外観は正常ですが、内腔に中隔が出っ張っていて、内腔が左右に分かれているものです。不育症の患者の中で一番よく見かける子宮奇形です。

中隔の部分は病理検査で顕微鏡で見ると血管に乏しく、おそらくこの部分に着床すると流産するのではないかと想像できます。また最近、子宮中隔部における免疫細胞のバランスの異常が妊娠初期の子宮内環境を維持することを阻害し、流産に至る可能性も指摘されています。

逆に、子宮内腔の外側の正常部分に着床すると妊娠がうまくいくと考えられます。

中隔子宮の流産率は約 50%と報告されていますが、これは中隔と正常部分の面積が半々ぐらいだからでしょう。子宮形成の手術で中隔を切除すれば、妊娠成功率は改善します。

双角子宮は、子宮の外観がハート型をしています。

子宮卵管造影の写真のみで双角子宮と中隔子宮を鑑別することは困難

であり、超音波検査などで子宮外観の形を確認する必要があります。

不育症患者の中では中隔子宮と比べて頻度は稀です。ということは、双角子宮はあまり流産の原因にはならないと思われます。むしろ、筆者が双角子宮をよく見かけるのは、帝王切開の時です。双角子宮の人は、子どもが逆子になることが多く、分娩は帝王切開になりがちです。

帝王切開の時に双角子宮を見かけるということは、流産しなかったということなので、やはり双角子宮はあまり流産の原因にならないのかもしれません。さらに、双角子宮の人に子宮形成術をしても、あまり妊娠成功率に差がなかったというデータが厚生労働省不育症研究班の研究で分かっています。

中隔子宮、双角子宮
厚生労働省不育症研究班報告

- 双角子宮、中隔子宮を有する症例での流産胎児の染色体異常発生率（15.4%）は、正常子宮を有する場合の流産における染色体異常の発生率（57.5%）より低率である。
  ➡胎児の染色体異常以外の原因による流産の割合が高い。
- 中隔子宮、双角子宮でも手術を行わない経過観察で、診断後の最初の妊娠で60%が、最終的には78%が出産に至る。

双角子宮、中隔子宮が本当に流産の原因になるのかについて、厚生労働省不育症研究班で検討したところ、明らかに双角子宮、中隔子宮をもつ不育症患者さんが胎児染色体異常による自然淘汰以外の原因で流産していることが判明し、子宮形態異常が流産の原因であることが分かりました。

ここでは双角子宮、中隔子宮をまとめて統計を取りましたが、実際は中隔子宮が多いので、中隔子宮が流産の原因になると言ってよいと思います。

子宮奇形の場合の治療は手術療法ですが、あえて手術を選択しないで、妊娠をトライするという選択肢もあります。

その場合、最初の妊娠で60%が、最終的には78%が出産に至ると報告され、無治療でも無事出産に至る確率は高いようです。

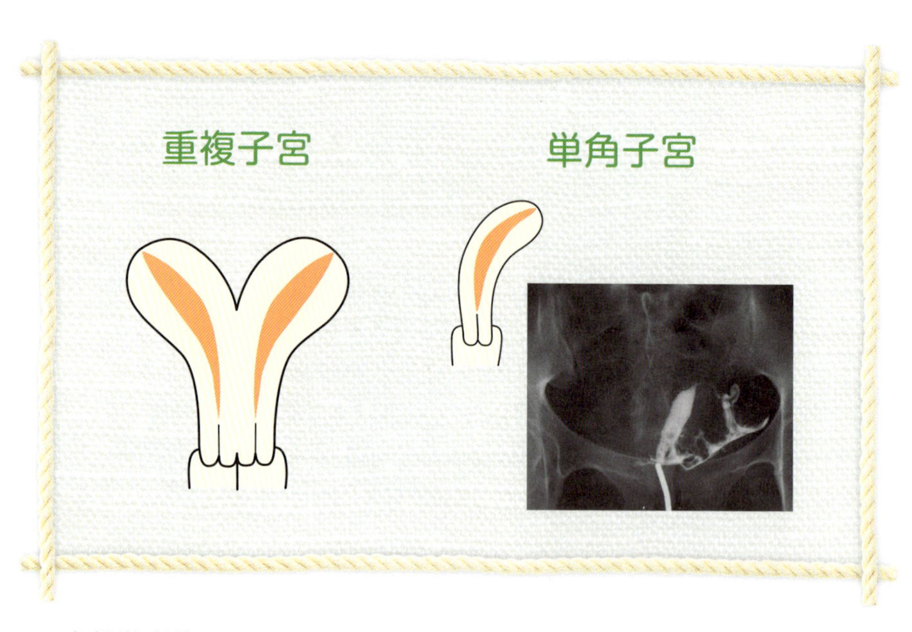

重複子宮(ちょうふく(じゅうふく))は、子宮が左右２つあるものです。

もともと子宮は、胎児のときは左右２つあります。それが真ん中に寄ってきて、融合し、生まれたときは子宮は真ん中に１つになっているのです。この過程がうまくいかないと重複子宮になります。

子宮奇形の程度としては最も重症かもしれませんが、実はここまではっきり子宮が分かれていると、かえって流産はしにくいようです。

左右２つある子宮が真ん中で融合したが、中途半端で終わってしまった場合、中隔子宮や双角子宮になります。

中隔子宮や双角子宮は、奇形の程度としては重複子宮よりは軽度かもしれませんが、むしろ中途半端な子宮奇形のほうが流産しやすいのです。

単角子宮(たんかく)は、重複子宮の片割れしかないものです。重複子宮同様、中隔子宮よりは流産しにくいです。

子宮と腎臓は発生学上密接な関係があるので、腎臓の奇形を合併している可能性もあり、注意が必要です。

中隔子宮以外の子宮奇形
厚生労働省不育症研究班報告

- 中隔子宮以外の、弓状子宮、単角子宮、重複子宮に対する手術療法の有効性を示すデータはなく、原則として治療の対象にはならない。
- 双角子宮に対する手術療法の有用性も否定的である。

結局、子宮奇形の中で流産の原因になることがはっきりしているのは、中隔子宮だけです。したがって、子宮形成の手術をして有効性が報告されているのも中隔子宮だけです。

それ以外の、弓状子宮、単角子宮、重複子宮に対して手術をしても、その有効性に関しては懐疑的(かいぎてき)です。

また、双角子宮に対して子宮形成術を行うことは、以前から比較的よく行われてきました。

治療としては確立していると思われてきましたが、厚生労働省不育症研究班の報告では、双角子宮が流産の原因になるかどうかに関しては否定的であり、まして子宮形成術の有用性にもエビデンスが得られず、過去の常識を再検討する必要がありそうです。

子宮奇形の治療

- 無治療
  （子宮奇形だからといって必ず流産する訳ではない）
- 子宮形成術
  — 子宮鏡下中隔切除術
  — 開腹子宮形成術
  — 腹腔鏡下子宮形成術

子宮奇形の治療は子宮形成術という手術です。

しかしながら、子宮奇形であれば必ず流産する訳ではないので、治療をしないで妊娠がうまくいくまで頑張るという選択肢もあります。外来でよくあるケースは、1回目の妊娠は全く問題なく普通に分娩したが、その後3回続けて流産を繰り返し、不育症検査をしたら中隔子宮が見つかったというものです。

この場合、既に1回出産に成功しているので、子宮奇形が見つかっても手術をせず、ある程度流産を覚悟で再度妊娠をトライするという選択肢を選ぶ人が多いようです。その場合の妊娠成功率は、51ページをご覧ください。

また、弓状子宮、重複子宮や単角子宮は、原則として子宮形成術の選択肢はありません。

手術を選択する場合、子宮形成術には子宮鏡（しきゅうきょう）や腹腔鏡（ふくくうきょう）などの内視鏡を使う場合と開腹手術の2つの方法があります。

子宮鏡下中隔切除術

- 侵襲が少なく、患者の負担が少ない。
- 熟練が必要である。
- 全ての症例に適応となる訳ではない。
  — 双角子宮には不可
  — 角度の広い中隔は不可
- 切除が足りなくて効果が不十分であったり、切除が深過ぎて子宮穿孔を起こし、子宮摘出となるリスクがある。

内視鏡の手術に共通することは、皮膚を大きく切開する訳ではないので、患者の負担が少ないということです。

しかし、視野が狭い上、直視下ではなく内視鏡下の操作になるので、手術には熟練が必要です。

中隔子宮の場合、子宮鏡を子宮頸部から子宮腔内に入れ、覗きながら中隔を削る訳ですが、全ての子宮奇形の症例にできる訳ではありません。

中隔をどのくらい削ったのかは、なかなか術者には分かりにくく、あまり削ってしまうと子宮穿孔(せんこう)を起こして子宮を取ることになる危険もあります。かといって削りが浅いと、中隔が取り切れず、流産が止まらないことになります。

子宮鏡下中隔切除術

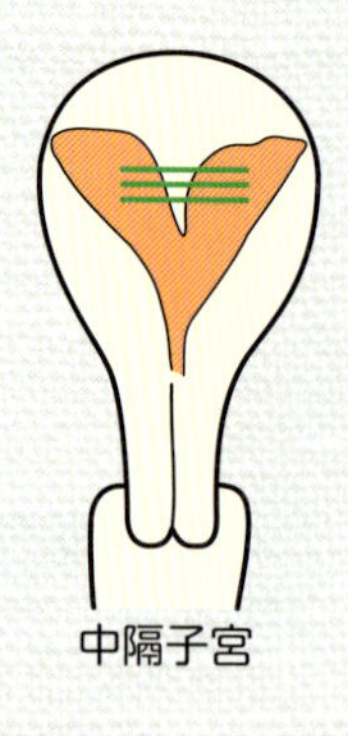

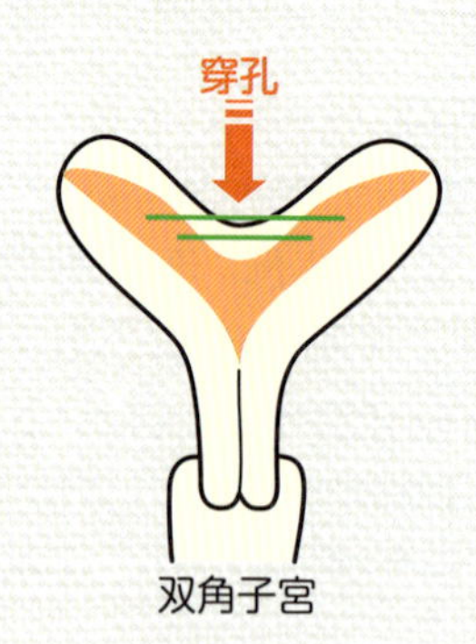

双角子宮は中隔子宮と異なり、図のように子宮鏡下で子宮底部を削っていくと子宮穿孔を引き起こすため、子宮鏡下中隔切除術の適応にはなりません。

中隔子宮に対して子宮鏡下中隔切除術を行った場合、次回の分娩は経腟分娩が可能と言われていますが、中隔の削り方が深かった場合、子宮底の筋層が薄くなっている場合もあり、陣痛に耐えられず、子宮破裂を起こす可能性を考慮して帝王切開が選択されることもあります。

手術療法の注意事項として、妊娠率の低下があります。AMED 不育症研究班の検討でも、子宮鏡下中隔切除術後に続発性不妊になることがあり、その率は比較的高齢の女性に対して施行した場合に高いことが分かりました。したがって、手術にあたっては、メリットとデメリットを十分に検討して決めることが必要です。

開腹子宮形成術

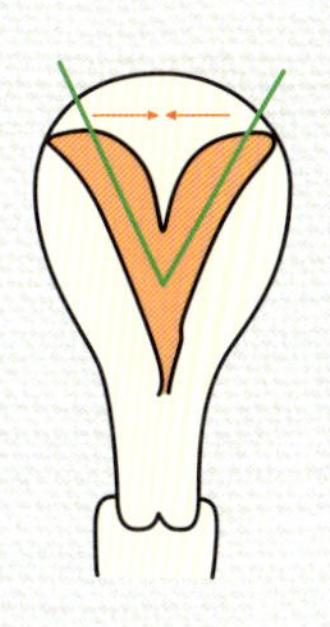

- 内視鏡の手術に比べて侵襲が大きい。
- 熟練を要する。
- 卵管損傷の可能性がある。
- 直視下で手術をするので、より確実に形成できる。
- 多くの双角子宮、中隔子宮に対応可能である。
- 次回妊娠成功時、子宮破裂を避けるため、分娩は帝王切開である。

開腹子宮形成術は、図のように、血管に乏(とぼ)しい子宮中隔を切除し、縫い合わせる手術です。中隔を大きく切除しようとすると卵管ぎりぎりになるので、卵管を犠牲にする可能性があります。お腹に切開を入れるので、内視鏡下手術よりは本人にとって大変です。しかしながら、傷の大きさや術後の大変さは、帝王切開や子宮筋腫の手術と同等です。

子宮形成術は、次回妊娠が成功し、無事出産して初めて成功といえる訳であり、熟練を要します。中隔を切除するときに卵管を傷つける可能性があり、不幸にも両側卵管が詰まった場合は体外受精が必要になることもあります。また、子宮にメスを入れるため、分娩のときに陣痛がくると、切った部分の子宮壁がもろくなっており、子宮破裂を引き起こす可能性があるので、陣痛がくる前に計画的に帝王切開を行う必要があります。すなわち、子宮形成術で一度開腹し、帝王切開でもう一度開腹し、もう１人産むならまた開腹するということになるので、この手術を選択する人は、そこまで知った上で決断するべきです。

最近、一部の施設では、開腹手術の代わりに腹腔鏡(ふくくうきょう)を用いて手術することが可能になってきました。

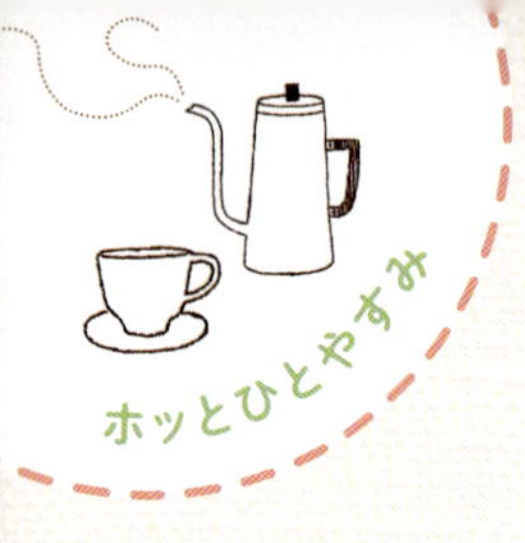

不育症的宗教観

産婦人科医として今までたくさんの生死をみてきた。当直をすると、一晩で癌の末期患者を看取り、そのまま分娩に立ち会うことは、珍しいことではない。死も生も、なぜか丑三つ時の夜中の2時前後に多い。生と死の両方に深く関わるのは、産婦人科医だけであろう。

現代の日本では、ほとんどの人が病院で生まれ、病院で死ぬ。一般の人は、日常に生と死を感じることなく過ごしているが、我々、医療従事者は、毎日のようにそれに接しているのである。今は、不育症専門医として毎日のように流産に接し、同時に出産報告を聞く。旧約聖書、ヨブ記の、「私は私の起源に先んじて何であったかを知らず、死後に何であるかを知らない」という一節が頭をよぎる。

「どういうルールで行われているか分からないゲームに、気がついたらもうプレイヤーとして参加していた」というのが人間の立ち位置であると、内田樹先生は説いている。不育症の研究をしていると、妊娠維持機構があまりにも緻密にできていることに驚きを覚える。そこに大いなる存在を感じざるを得ない。それを少しでも知りたいと思い、クリニックに研究所を併設して研究を続けている。私が知りたいのは真実であり、それが少しでも不育症に悩む皆さんの役に立てば、幸せである。でも、私ができることは、わずかしかないことも事実である。今の時点で最良と思った診療をし、あとは胎児心拍が見えるか見えないか、皆さんと一緒に見守るしかない。私の好きな言葉に「人事を尽くして天命を待つ」があるが、これは皆さんへのメッセージであり、自分に対するメッセージでもある。

私は、多くの日本人と同様、特定の宗教の信者ではないが、多くの日本人同様、宗教的な人間であると思っている。日本人は、自分は宗教的な人間ではないと思っている人が多いかもしれないが、それは間違いである。年末年始はクリスマスを祝い、初詣をし、その後もお盆、夏祭り、法事、ハロウィンなど、仏教、神道、キリスト教、何でもこなす。「何ごとの　おはしますかは知らねども　かたじけなさに　涙こぼるる」という西行法師の歌がしっくりくる。西洋の思想では一神教でなければ原始宗教であると格下に見る傾向があるように感じるが、私は、大いなる存在を感じ、ただ畏れるのがよいと思う。誰に感謝してよいのか、分からないからである。誰に対してどのように感謝するべきか分かっているという宗教人に対する違和感が私にはある。

でも、私の場合、強いて言えばヘパリン真理教の教祖かもしれない。ヘパリンは私の大切な研究対象であるが、その知れば知るほど神がかり的な生理作用は、信仰の対象になるかもしれない。ヘパリンを神棚に祭ってもいいかも。アスピリンを添えれば最強？

夫婦染色体異常と不育症

☘ **夫婦のどちらかに染色体異常があれば、流産しやすくなると言われている。**

染色体は細胞の核の中にあり、DNA、すなわち遺伝子からできています。

そこには、その人の全ての遺伝情報があります。夫婦のどちらかに転座(てんざ)という染色体の異常があれば、流産しやすくなると言われています。

もちろん、染色体に重篤(じゅうとく)な異常があれば、妊娠初期に自然淘汰されて流産してしまい、そのような人はこの世に生まれてくることはないでしょう。

しかしながら、ここで問題にしている染色体異常は、不育症に悩んでいる皆さんの染色体のことであり、当然健康で、普通に社会生活、結婚生活を営んでいる訳であり、流産して生まれてこられないような染色体の異常などある訳がありません。

同じ染色体の異常でも、流産胎児の染色体異常とは全く異なる話なので、あらかじめおことわりしておきます。

染色体の検査自体は簡単で、ただの血液検査です。

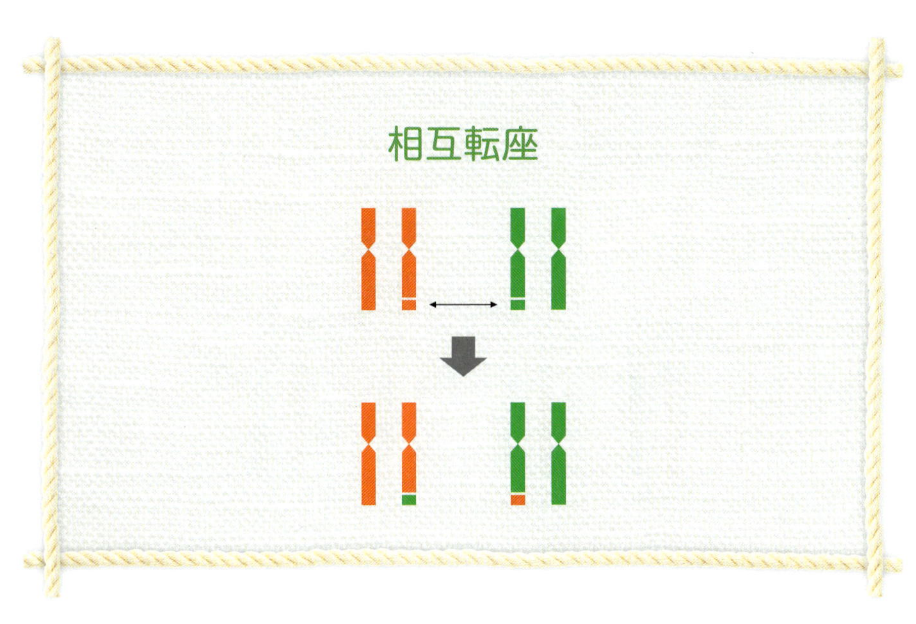

相互転座とは、染色体の一部が図のように入れ替わるというものです。

この場合、遺伝情報は場所こそ変わっていますが、トータルとして失われている訳ではないので、その人が生きていくには全く問題がありません。

しかしながら、このような染色体異常があると、たった1つだけ困ることがあります。それは、子どもをつくるときに流産しやすいということです。

夫婦のどちらに異常があっても、流産はしやすくなります。

相互転座の配偶子の組み合わせ

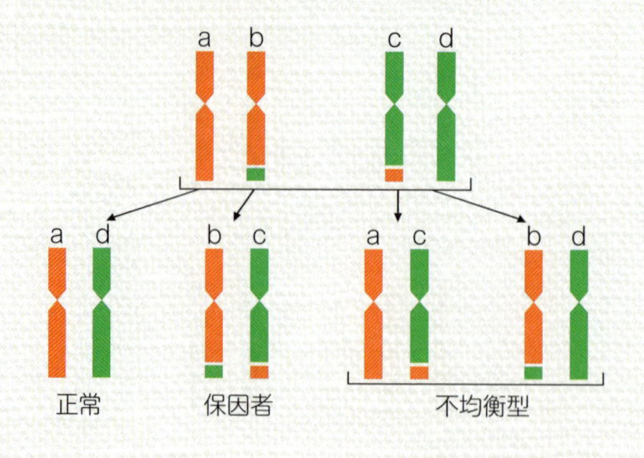

夫婦どちらかに相互転座がある場合の配偶子（精子や卵子）の染色体の組み合わせは図のとおりです。

4 種類の組み合わせがあり、そのうち 2 つの組み合わせは不均衡型といって、自然淘汰で流産してしまいます。すなわち、理論的流産率は 2/4(50%) ということになります。

生まれてくることができるのは残り 2 つの組み合わせであり、1 つは全く正常の染色体をもち、もう 1 つは親と同じ相互転座保因者です。

したがって、生まれてきた子どもの半分は全く正常な染色体をもち、残りの半分は親と同じ相互転座をもちますので、この子は将来、流産しやすくなります。

実は、ここに示した相互転座の配偶子の組み合わせは、少し古い教科書から引用しており、交互分離と隣接 1 型分離によりできる 4 種類の配偶子しか考慮していません。

実際には、転座保因者からは、隣接 1 型分離、隣接 2 型分離、3：1 分離など多様な配偶子ができることが分かっていますが、マイナーなものまで考慮すると話がややこしくなるので、あえて簡略化していますのでご了承ください。詳細は、専門書をご覧ください。

後で述べますが、配偶子の染色体の組み合わせから理論的流産率を計算しても、実際の流産率とは異なるため、あまり意味はないので、ここでは深く追究する必要はなさそうです。

ロバートソン転座

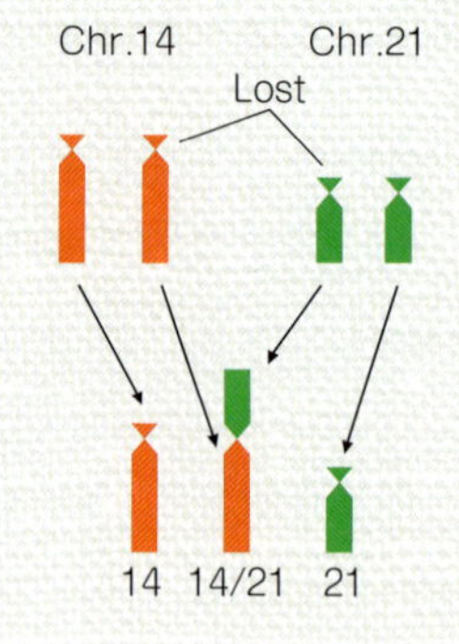

ロバートソン転座は図のような特殊な転座です。

図は 14 番と 21 番の染色体の転座の例です。

正確に言えば、14 番と 21 番染色体の短腕は失われていますが、これに関しては特に症状がないので無視します。不育症夫婦の中で、相互転座よりは頻度は低いです。

ロバートソン転座の配偶子の組み合わせ

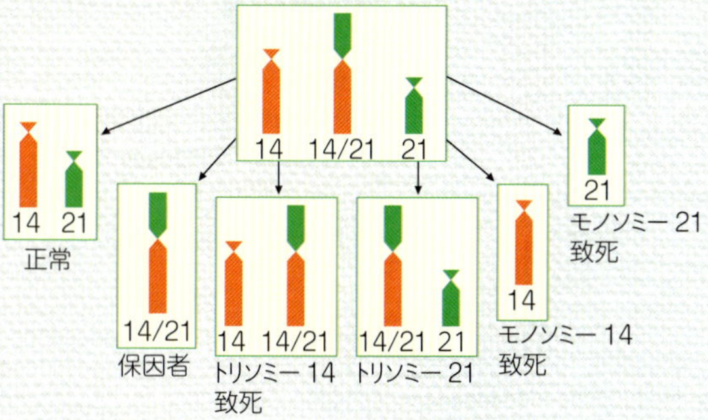

14　14/21　21

14　21
正常

14/21
保因者

14　14/21
トリソミー 14
致死

14/21　21
トリソミー 21

14
モノソミー 14
致死

21
モノソミー 21
致死

夫婦のどちらかにロバートソン転座があった場合の、配偶子の染色体の組み合わせは図のように 6 種類です。

4 種類はほぼ生まれてくることができず、流産します。厳密に言えば、図のトリソミー 21 はダウン症であるので、生まれてくることもあり得ますが、多くは流産します。したがって、理論的流産率は 4/6 となります。

2/6 は生まれてくることができますが、1 つは全く正常の染色体をもち、もう 1 つは親と同じロバートソン転座を受け継ぎます。すなわち、生まれてきた子どもの半分は正常の染色体をもち、残りの半分は親の転座を受け継ぎますので、この子は将来流産しやすいということになります。

後で述べますが、この理論的流産率も、実際の流産率とは全く異なることがその後の調査で分かりました。

着床前診断の手順

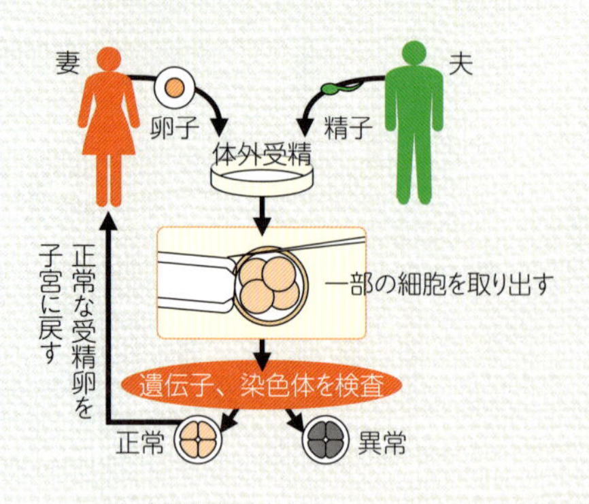

染色体転座の治療ですが、残念ながら根本的な治療はありません。以前は、流産を覚悟で、うまくいくまで妊娠を繰り返すしかありませんでした。

しかしながら最近、着床前診断（PGT-SR：Preimplantation Genetic Testing for Chromosomal Structural Rearrangements）という新しい方法が開発されました。まず体外受精を行い、受精卵の染色体や遺伝子を調べ、異常のないものを子宮に戻すという方法です。

夫婦のいずれかに染色体転座がある場合、受精卵に致死的な染色体の異常が起こりやすいので、あらかじめ正常な染色体の受精卵を選別し、子宮に戻せば流産しないで済むという理屈です。

この技術は男女生み分けや優生思想などの危険をはらんでいるため、倫理的に慎重に検討する必要があります。

日本産科婦人科学会は、致死的な遺伝子、染色体異常に限り、この技術を使うことを認めてきました。

2006年2月、日本産科婦人科学会は、夫婦のいずれかに染色体転座をもつ習慣流産患者に対して着床前診断を行うことを容認しました。

この技術は、受精卵に傷をつけ、細胞をいくつか取り出して遺伝子や染色体の検査をし、問題がなければ、その傷つけた受精卵を子宮に戻すというものであり、安全性はいまだ確立していません。

この技術で生まれた子どもが将来健康で生きられるのか、寿命が短くないのか、子孫をつくる能力があるのか、その答えが出るのは何十年か先です。

現時点では、確立した医療行為というよりは研究として行われています。ちなみに、たとえ着床前診断で正常な染色体の受精卵を子宮に戻しても、流産は起こり得ます。検査のせいで、正常な受精卵が傷ついて流産する可能性もありますし、染色体異常のみが流産の原因ではないからです。

染色体異常をもつ不育症患者の本当の流産率は?

- 相互転座の理論的流産率は 2/4 である?
- ロバートソン転座の理論的流産率は 4/6 である?

染色体異常と診断された不育症患者の次回妊娠成功率は 63%である。
染色体正常の不育症患者の次回妊娠生児獲得率は 78.7%である。
(日本生殖免疫学会不育症研究班. J Hum Genet 2008)

ところで、既に説明したように、夫婦どちらかに相互転座のある場合の理論的流産率は 2/4 であり、ロバートソン転座のある場合の理論的流産率は 4/6 です。しかしながら、この確率は配偶子の染色体の組み合わせから計算した理論値に過ぎず、実際の流産率ではありません。

転座をもつ夫婦の実際の流産率に関しては長い間報告がありませんでしたが、最近、数年の間に世界中でいくつかの報告があり、驚くべきことに、それらの論文に共通していることは、転座は思ったほど流産の原因にならないというものでした。そこで、我々は日本での全国調査を行ったところ、得られた結果は同様のものでした。すなわち、習慣流産の既往をもち、夫婦のどちらかに染色体転座をもつ不育症カップルが次回妊娠で出産できる確率は 63%であり、理論値と比較しても極めて良かったのです。

もちろん、染色体正常の不育症カップルの場合は次回妊娠の成功率は 78.7%ですので、夫婦のどちらかに染色体転座があれば流産しやすくなることも証明されたのですが、転座は思ったよりはパワフルな流産の原因でないことも分かり、転座が過去に経験した何回もの流産の原因と決めつけるのは疑問が残るということになります。

それでは、もし染色体転座が過去の流産の主要な原因ではないとしたら、不育症患者は染色体異常以外の流産の原因ももっていることになります。

実際、東海大不育症外来に通う不育症患者で、夫婦いずれかに転座をもつ 28 組で調査したところ、17 組に染色体以外の異常が見出されたのです。

したがって、もし転座をもつ不育症夫婦に着床前診断を行ったとしても、転座以外の原因がないか調べ、治療をしないと流産は止まらないことになります。

転座が過去の流産の原因であると決めつけ、その対処をすれば全てが解決すると考えるのは間違いなのです。

染色体転座をもつ不育症患者に着床前診断を行うべきか

- 染色体転座が本当に過去の全ての流産の原因なのかは疑わしい。
- 無治療でも次回妊娠の成功率はそれほど悪くはない。
- 転座があった場合でも、染色体以外の原因を全て検査し、しかるべき治療を行うべきである。
- 着床前診断の安全性はまだ確立していない。

まとめると、染色体転座が本当に過去の流産の原因であるのかは慎重に判断する必要があります。

転座の見つかった夫婦でも、それ以外の不育症の検査は全て行うべきであり、ほかに異常が見つかった場合は、その治療も行うべきです。また、もし転座が今までの流産の原因であったとしても、着床前診断を行うべきかはよく考える必要があります。

何も治療しなくても次回妊娠成功率は63%もあり、最終的に着床前診断を行った人と行わなかった人の生児獲得率は差がないという報告もあります。着床前診断は、体外受精という経済的にも肉体的にも精神的にも負担の多い医療行為を受ける必要があり、生まれた子どもへの安全性は全く未知である上に、正常な染色体の受精卵を子宮に戻してもなお、流産することはあるのです。

現時点で、染色体転座のある不育症夫婦に着床前診断を行うことは慎重に検討するべきです。

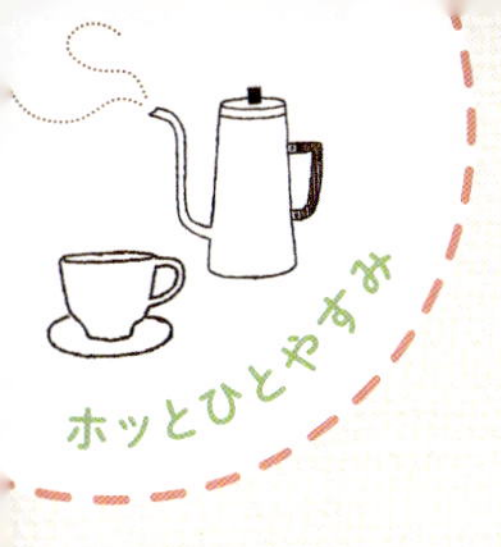

免疫とは

免疫とは、体に備わっている、外界からの攻撃に対する防御システムの一つである。細菌、ウイルス、寄生虫などから体を守るのは免疫の重要な仕事である。人間も、もともとは野生の動物であるので、地面に落ちている物を拾って食べても大丈夫な免疫力はもっている。しかしながら、最近、人間（特に日本人?）は清潔になり過ぎた。免疫の仕事が減り、やらなくてもいいことをやるようになった。たとえば、花粉症は、花粉に対する抗体をつくり、鼻炎を引き起こしている。このほか、アトピーや喘息など、最近 30〜40 年ぐらいで急増している、免疫系の関係している“現代病”は多い。

昔は、寄生虫を体内に“飼っている”人は多かったし、抗生剤もあまりなかったので、免疫系の仕事は多かった。筆者が子どもの頃の 1960 年代は、まだまだ寄生虫も結核もウイルス性肝炎も多く、冷蔵庫もあまり普及しておらず、食中毒は日常茶飯事であった。免疫系は忙しく、花粉症やアトピーなどで遊ぶ暇はなかったのかもしれない。

しかし現代は、少しでも熱が出ると病院へ行って抗生剤をもらう、風疹、麻疹、おたふく風邪などは自分でかかることなく予防注射で予防する、化学肥料のおかげで寄生虫は無縁。これでは、花粉症などの現代病が起きても不思議はない。特に寄生虫は、人類始まって以来の付き合いで、体内に寄生虫がいなくなったのは日本では最近の数十年である。その影響でどんなことが起きるのか不明であり、不育症が無関係なのか、全く分かっていない。

別に、流産が清潔な生活のせいで起きているとは言わないが、抗リン脂質抗体などの免疫系の関わる流産が多いのも確かである。もし､不育症で悩む人が不潔な生活をしたらどうなるのであろうか（下痢をするだけかもしれないが)。腹の中にサナダムシがいれば何か変わるのではないか。興味は尽きない。勇気のある人がいたら、ご一報いただきたい。

抗リン脂質抗体

- SLE など、膠原病、リウマチ疾患の患者は流産しやすい。
- 膠原病、リウマチ疾患は自己免疫疾患であり、抗リン脂質抗体などの自己抗体をもつことが多い。
- SLE 患者の中で、抗リン脂質抗体陽性患者は流産しやすい。
陰性患者の流産率は高くない。
- 膠原病、リウマチ疾患がなくても、抗リン脂質抗体陽性ならば流産する。

↓

抗リン脂質抗体症候群

SLE（全身性ループスエリテマトーデス）など、膠原病（こうげんびょう）、リウマチといわれる病気の人は、妊娠すると流産しやすいということは昔からよく知られていました。

これらの病気は免疫のバランスが悪く、1 人でいくつもの自己抗体をもつことが多く、自己免疫疾患といわれます。

抗リン脂質抗体はこの自己抗体の一つです。

SLE 患者をよく調査すると、この抗リン脂質抗体をもつ患者は流産しやすく、SLE でも抗リン脂質抗体をもたなければ流産率は高くないことが解明されました。そして一歩進んで、膠原病、リウマチ疾患をもたない人でも、抗リン脂質抗体が陽性ならば、流産することが分かりました。すなわち、抗リン脂質抗体が流産の原因であることが分かったのです。

ここで、抗リン脂質抗体症候群という新しい病名が確立しました。

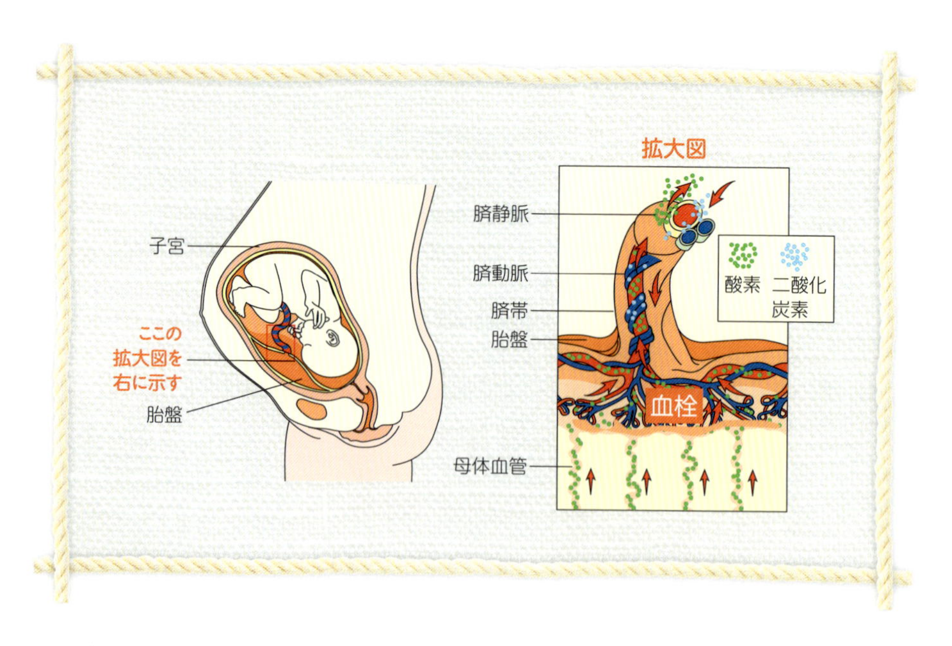

抗リン脂質抗体がなぜ流産を引き起こすのか、まだ解明されていない点は多くあります。あえて非常に簡単に説明するなら、胎盤の血栓です。

抗リン脂質抗体は、血小板を刺激するなどして血栓を引き起こします。

血液は、流れていると容易には固まりませんが、よどんでいると固まりやすいのです。

胎盤の中は胎児に酸素、栄養を与えるために、血液はゆっくりと流れていますので、血栓の好発部位といえます。ここに抗リン脂質抗体があると血液は固まり、胎盤に血栓ができます。すると胎児に酸素、栄養がいかなくなり、流産するのです。

抗リン脂質抗体をもつ人は、胎盤に限らず、全身に血栓が起きやすいことが知られています。

特に、血流の遅い血管は血栓の好発部位です。ふくらはぎの奥の深部静脈などが良い例です。俗に言うエコノミークラス症候群が有名であり、2007年の新潟の地震などで車内で避難生活をしていた人にも同様のことが生じたと報告されています。

普段は血栓が起きない程度の軽度の抗リン脂質抗体をもっている人でも、胎盤血栓は生じる可能性があります。

それは、正常妊娠そのものが血液凝固系を亢進(こうしん)させるからです。このことに関しては、後で解説します。

血液凝固異常と不育症

- 血栓傾向のある人は不育症になりやすい。
  - ─ 抗リン脂質抗体
    - 抗カルジオリピン抗体
    - ループスアンチコアグラント
    - 抗 PE 抗体
    - 抗 PS/PT 抗体
  - ─ 第 XII 因子欠乏症（抗第 XII 因子抗体）
  - ─ プロテイン S 欠乏症(抗プロテイン S 抗体)
  - ─ プロテイン C 欠乏症

抗リン脂質抗体に限らず、血が固まりやすい病気の人は流産しやすいことが知られています。

日本人の場合、第 XII 因子欠乏症、プロテイン S 欠乏症などが高頻度にみられます。プロテイン C 欠乏症もありますが、比較的稀（まれ）です。

ちなみに白人の場合は第 V 因子の遺伝子異常、第 II 因子の遺伝子異常などが多いですが、これらは日本人では皆無で、人種により差があります。一方、日本人には、プロテイン S 徳島という日本人独特の遺伝子異常があり、そのため、日本人のプロテイン S 欠乏症の頻度は白人の 10 倍です。

抗リン脂質抗体には何種類もの抗体があります。一般的に検査されるのは、抗カルジオリピン（CL）抗体、ループスアンチコアグラント、抗フォスファチジルエタノールアミン（PE）抗体です。

抗カルジオリピン抗体とループスアンチコアグラントは、妊娠初期だけでなく妊娠中・後期の子宮内胎児死亡を起こすことが特徴です。

最近、国際的に注目されているのが抗 PS/PT 抗体です。ループスアンチコアグラントと関係が深い抗体です。AMED 不育症研究班提言 2019 の「研究段階の検査」に取り上げられました。

妊娠初期流産と関係の深いのは抗 PE 抗体です。ただし、一般に難病といわれている、本当の抗リン脂質抗体症候群の診断基準に挙げられているのは抗カルジオリピン抗体とループスアンチコアグラントであり、抗 PE 抗体や抗 PS/PT 抗体が陽性でも抗リン脂質抗体症候群の診断はつきません。

妊娠初期流産を繰り返すタイプの不育症に高頻度にみられるのは、抗 PE 抗体と第 XII 因子欠乏症です。

前述のように筆者は、抗 PE 抗体がキニノーゲンという蛋白質(たんぱくしつ)を認識すること、さらに第 XII 因子欠乏不育症患者に抗第 XII 因子抗体が存在することを世界で初めて発見し、発表しました。

面白いことに、キニノーゲンと第 XII 因子は非常に性格の似た蛋白質であり、血液凝固系や妊娠維持に同じような役割を果たしています。そして、このキニノーゲンを認識する抗 PE 抗体と抗第 XII 因子抗体を併せもつ不育症患者は非常に多く、妊娠初期流産と関係することが特徴です。

筆者が発見したこの 2 つの抗体は、いわゆる抗リン脂質抗体症候群とは異なる新しい症候群なのではないかと考えています。

血液凝固異常の存在を疑うべき状況

- 反復流産、習慣流産
- 妊娠 10 週以降の原因不明子宮内胎児死亡
- 早期発症、重篤な妊娠高血圧症候群
- 妊娠中に発症した血栓症
- 常位胎盤早期剥離
- 子宮内胎児発育遅延
- 自己免疫疾患合併妊娠
  (膠原病、リウマチ疾患、橋本病、バセドウ病など)

流産を繰り返したり、子宮内胎児死亡を経験した場合は、当然不育症を疑い、血液凝固異常の検査を行うことになります。しかしながら、ほかにも血液凝固異常を疑うべき妊娠に関連した状況が存在します。

これらは一般的には不育症として扱われないことも多いですが、要注意です。

妊娠高血圧症候群(にんしんこうけつあつしょうこうぐん)(以前は妊娠中毒症と呼ばれていました)は、抗リン脂質抗体症候群の診断基準にも入っており、不育症を疑う必要があります。1 回目の妊娠で重篤(じゅうとく)な妊娠高血圧症候群を経験した場合は、次回妊娠でも繰り返すことがありますので、不育症検査を受けておいたほうが無難です。

妊娠中は血栓症の発症頻度が普段の 6 倍高いことが知られています。分娩時の大出血で生命の危機に陥らないための防御機構なのか、妊娠、分娩時は血液凝固系が亢進(こうしん)するからです。それでも、普通は妊娠しても血栓症は起きません。

しかし、もともと血が固まりやすくなるような原因をもっている人が妊娠すると、血栓症は起きます。つわりで脱水になることの多い妊娠初期と、妊娠後期は要注意です。多くは深部静脈血栓で、足のふくらはぎが腫れた場合は要注意です。

常位胎盤早期剥離は、胎児死亡や母体死亡に直結する非常に恐い病気です。いろいろな原因がありますが、血栓傾向のある人は発症しやすいですので、再発予防のためにも血液凝固系検査は受けておいたほうが無難です。

子宮内胎児発育遅延は、胎盤血栓による胎盤機能不全が原因の場合があります。その延長線上に子宮内胎児死亡がありますので、出生時体重が非常に小さかった場合は、元気に生まれてきても、不育症検査は受けたほうが良いです。

膠原病、リウマチ疾患、橋本病やバセドウ病など、自己免疫疾患の基礎疾患のある人は、抗リン脂質抗体などを併せもっていることもあるので、念のため不育症検査を受けたほうが良いかもしれません。

キニノーゲンを認識する抗 PE 抗体の発見

Autoantibodies to Phosphatidylethanolamine (PE) Recognize a Kininogen-PE Complex

By Toshitaka Sugi and John A. McIntyre

Demonstration of autoimmune antiphospholipid antibodies (aPA) to negatively charged phospholipids (PL) in an enzyme-linked immunosorbent assay (ELISA) requires the presence of certain phospholipid-binding plasma proteins, eg, β_2-glycoprotein I. We found a requirement for plasma proteins to detect certain autoantibodies in ELISA directed against the electrically neutral or zwitterionic phospholipid, phosphatidylethanolamine (PE). Two of these PE-binding plasma proteins were identified as high molecular weight kininogen (HMWK) and low molecular weight kininogen (LMWK). We studied anti-PE antibody (aPE) seropositive plasma from 13 patients with SLE and/or recurrent spontaneous abortions by using partially purified kininogens and kininogen binding proteins from adult bovine serum isolated by carboxymethyl (CM)-papain affinity chromatography. Eleven of 13 sera recognized a kininogen-PE complex and/or a kininogen-binding protein-kininogen-PE complex. Some aPE-positive patient sera were shown to recognize highly purified HMWK and LMWK by ELISA only when the kininogens were presented on a PE substrate. These aPE sera did not recognize PE, HMWK, or LMWK when they were presented independently as the sole antigens on the ELISA plates. Other aPE-positive sera that did not react with PE-bound HMWK or LMWK reacted with the CM-papain column eluate when it was bound to PE, which suggests that these aPE recognize factor XI or prekallikrein, which normally bind to HMWK. The aPE ELISA reactivity of two patient sera were inhibited by preincubation of the CM-papain column eluate in the ELISA plate. These data show that most aPE are not specific for PE but require the presence of certain PL-binding plasma proteins that are kininogens or proteins in complex with kininogens. Our studies indicate that aPE bind to different plasma proteins than those implicated in anionic PL, aPA ELISA reactivity.
© 1995 by The American Society of Hematology.

Blood 1995 : 86 : 3083-3089

抗リン脂質抗体とは本来、リン脂質に対する抗体のことですが、実は病原性のある抗体の多くはリン脂質そのものではなく、リン脂質に結合した蛋白質（たんぱくしつ）を認識する抗体であることが分かっています。

たとえば、抗カルジオリピン（CL）抗体は CL に結合した β_2 グリコプロテイン I（β_2GP I）を、抗フォスファチジルセリン（PS）抗体の一部は PS に結合したプロトロンビンを認識し、ループスアンチコアグラントと関係することが知られています。

筆者は、抗フォスファチジルエタノールアミン（PE）抗体が PE に結合したキニノーゲンを認識することを世界で初めて発見し、1995 年に Blood という国際医学雑誌に発表しました。また、その測定法も開発し、現在日本では多くの施設で不育症検査として、この抗体が測定されています。

このキニノーゲン依存性抗 PE 抗体は、不育症患者の中で高頻度に見られ、中には流産の原因になるものもあり、世界的に注目されています。ただし、筆者の基礎的実験によると、キニノーゲン依存性抗 PE 抗体の中で、流産や血栓の原因になるのは70%くらいらしいので、この検査が陽性というだけで原因と決めつけ、治療することは早急です。

同様のことは、抗カルジオリピン抗体など、他の抗リン脂質抗体でも言えることです。後で述べますが、抗 PE 抗体と第 XII 因子欠乏を伴う場合が要注意であるというのが筆者の意見ですが、まだ研究中です。

抗 PE 抗体陽性不育症患者の生児獲得率

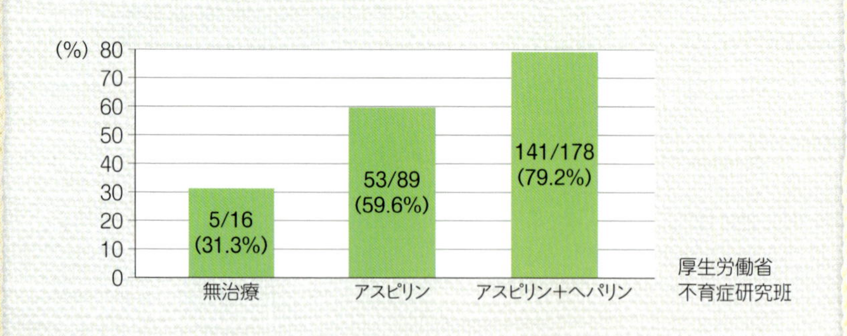

抗 PE 抗体陽性不育症患者の生児獲得率に関するデータが厚生労働省不育症研究班から報告されています。

無治療の場合、生児獲得率は約 3 割で、約 7 割は流産しました。ただし、このデータは 16 人という非常に少ない症例数の報告なので、信頼性はそれほど高くないかもしれません。

無治療で妊娠するとどうなるかというデータは協力者が少なく、非常に取りづらいのは事実ですので、なかなか症例数を増やす訳にはいきません。

低用量アスピリン療法を行った場合の生児獲得率は約 6 割、低用量アスピリン療法にヘパリン療法を併用した場合の生児獲得率は約 8 割でした。

これら治療群のデータはアスピリン療法 89 人、ヘパリン併用 178 人と症例数も比較的多いので、より信頼できると思います。

この治療成績は、抗 PE 抗体のみが陽性の患者の治療成績ではありません。抗 PE 抗体以外のリスク因子を併せもつ患者も多く混ざっていますので、「抗 PE 抗体陽性不育症患者は、低用量アスピリン単独療法では不十分で、ヘパリンも併用するべきである」と考えるのは不適切なので、ご注意ください。

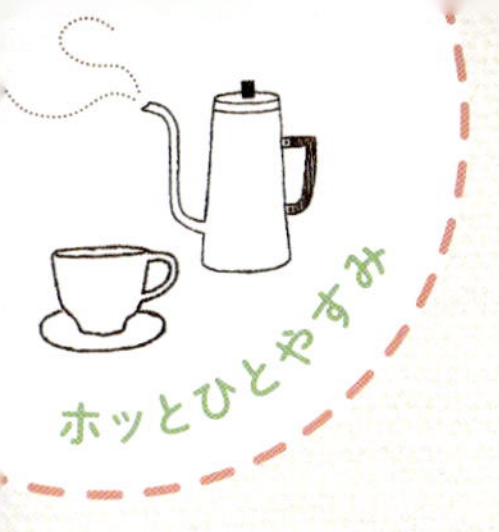

抗 PE 抗体はなぜ流産を起こすのか、ヘパリンはなぜ有効なのか

抗リン脂質抗体がなぜ流産を引き起こすのかは実はよく分かっていない。胎盤に血栓を起こすためというのは一番単純な説明であるが、抗リン脂質抗体の病原性はそれだけではないらしい。いろいろな仮説は出ているが、いまだ不明な点は多々ある。筆者は抗リン脂質抗体の中でもやや特殊な抗体である、キニノーゲンを認識する抗 PE 抗体を発見したが、この抗体の病原性について筆者独自の仮説があり、それを世界に向けて発信しているので、それを紹介したい。

キニノーゲンという蛋白質は、子宮に非常に高濃度に存在する。キニノーゲンには血小板を抑えるという抗血栓作用があり、またブラジキニンという血管拡張作用のある物質を放出し、子宮内の血流を良くして妊娠を助けているらしい。

そして、最近分かってきたことは、キニノーゲンには血管新生作用があるということである。胎盤というのは血管の塊であるので、キニノーゲンは胎盤形成に重要な役割を果たしていると考えられる。このキニノーゲンに対する抗体が抗 PE 抗体であり、妊娠初期流産を繰り返す不育症患者に高頻度にみられる。この抗体は、キニノーゲンの血小板抑制作用を阻害することにより子宮の血流を悪くし、さらに胎盤形成を阻害して流産を引き起こしていると考えられる。2011 年に筆者らは、抗 PE 抗体が胎盤にアポトーシスという細胞死を引き起こすことを論文で報告したが、このデータもこの説を裏付けている。ヘパリンはキニノーゲンの血管新生作用を促進することが知られており、血流を改善するためだけでなく、胎盤形成を促進することにより抗 PE 抗体陽性不育症患者に有効であると思われる。

もう一つ、最近分かってきたことは、キニノーゲンの抗菌作用である。キニノーゲンには抗菌作用があり、子宮内を細菌から守っているらしい。妊娠子宮に外界から細菌が入り込むと、絨毛羊膜炎（じゅうもうようまくえん）を起こし、破水や流産、早産の原因になる。キニノーゲンはそれを防止しているらしい。抗 PE 抗体は、そのキニノーゲンの感染防御機構を妨害する可能性がある。つまり、抗 PE 抗体は胎盤の血管に血栓を起こし、血管が破綻（はたん）して出血する。さらに、そこに感染を引き起こすのである。絨毛膜下血腫（じゅうもうまくかけっしゅ）は、細菌にとって絶好のすみかであり、こうして抗 PE 抗体は間接的に絨毛羊膜炎の原因になり得る訳である。そして、ヘパリンはこのキニノーゲンの抗菌作用をも守る可能性があるのである。

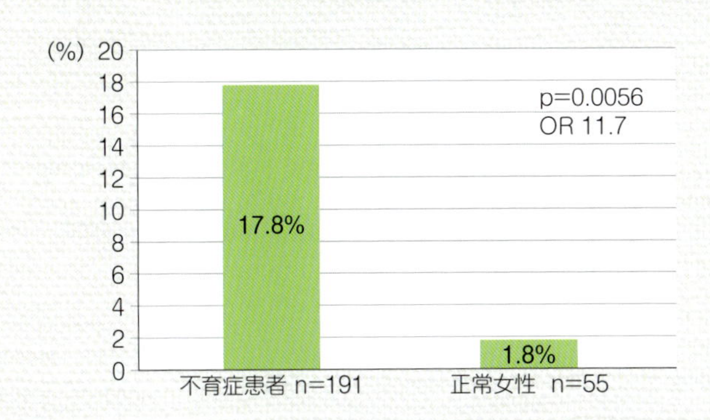

第 XII 因子欠乏は、血栓や流産のリスク因子として報告されていますが、否定的な報告もあり、いまだに原因なのかということに関して国際的に意見の一致をみていません。しかし、筆者の不育症外来では、明らかに不育症の人で第 XII 因子欠乏が多くみられます。

第 XII 因子の正常値ですが、筆者は患者群と年齢を一致させた正常女性 55 人の数値をもとに、第 XII 因子活性が 60%未満の場合を第 XII 因子欠乏と決めました。そうすると、第 XII 因子欠乏の頻度は不育症患者群で 17.8%、正常女性群で 1.8%となり、きれいに統計学的有意差が認められます。

この 60%以上という正常値は当院の検査の正常値で、他院の第 XII 因子活性検査の正常値とは異なりますので、ご注意ください。

日本人は、白人と比べて生まれつき遺伝的に第 XII 因子が少ない人が多いことが知られています。この遺伝的に第 XII 因子が少ない人は、決して流産や血栓の頻度が高くないと報告されています。

また、生まれつき第 XII 因子をもたないマウス（ノックアウトマウスといいます）を作製すると、流産は起きないことも分かり、第 XII 因子が少ないだけでは、流産の原因とは言えないことも分かりました。

したがって、第 XII 因子活性検査を行い、それが 60%未満であったというだけで、それが不育症の原因と決めつけ、治療を行うことは、不適切かもしれません。

抗第 XII 因子抗体の発見

The antigenic binding sites of autoantibodies to factor XII in patients with recurrent pregnancy losses

Akifumi Inomo*, Toshitaka Sugi*, Yoshimi Fujita, Hidehiko Matsubayashi, Shun-ichiro Izumi, Mikio Mikami
Department of Obstetrics and Gynecology, Specialized Clinical Science, Tokai University School of Medicine, Kanagawa, Japan

Summary
Recently, numerous studies have suggested an association between factor XII (FXII) deficiency and recurrent pregnancy losses, and between autoantibodies to FXII and recurrent pregnancy losses. Autoantibodies to FXII rather than FXII deficiency may be a risk factor for recurrent pregnancy losses. To know the pathogenesis of autoantibodies to FXII, epitope mapping study was done. Seventeen anti-FXII antibody positive recurrent pregnancy loss patients were chosen for this study. We used synthetic peptides in inhibition and direct binding studies to identify the antigenic binding site of autoantibodies to FXII. Among plasmas from 17 recurrent pregnancy loss patients who were positive for autoantibodies to FXII, 13 patients (76.5%) recognized amino acids 1–30, the amino-terminal heavy chain region that is known as factor XII binding site to platelet glycoprotein Ibα.

Keywords
Recurrent pregnancy losses, factor XII, kininogen, kallikrein-kinin system, antiphosphatidylethanolamine antibody, platelet

Thromb Haemost 2008; 99: 316–323

その答えになるかもしれないのが、筆者の発見した第 XII 因子に対する自己抗体です。

筆者は不育症患者に抗第 XII 因子抗体があり、その抗体が第 XII 因子のどの部分を認識するのか世界で初めて同定し、これも 2008 年に国際雑誌に発表しています。

この抗第 XII 因子抗体があると、第 XII 因子欠乏、第 XII 因子活性低下が起きることが分かってきました。

第 XII 因子欠乏が不育症の本当の原因ではなく、抗第 XII 因子抗体が不育症の直接の原因であるというのが筆者の学説です。

その場合、第 XII 因子欠乏が生まれつきあっても、抗第 XII 因子抗体がなければ、流産は起きないことになります。

抗第 XII 因子抗体（ウエスタンブロット法）

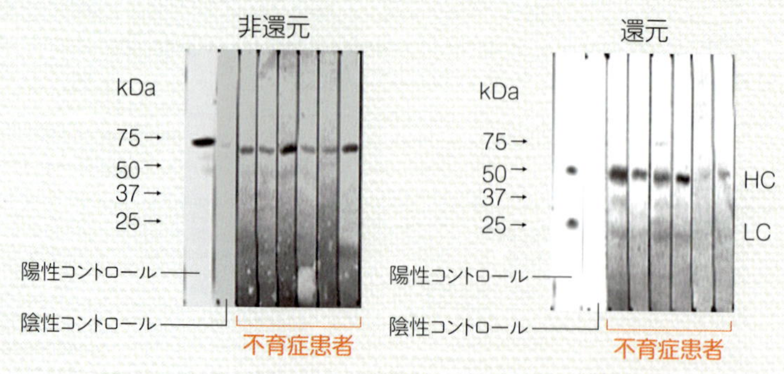

Inomo A, Sugi T, et al. Thromb Haemost 2008（改変）

これは、抗第 XII 因子抗体をウエスタンブロット法という測定法で測ったものです。

左半分は、第 XII 因子をそのまま電気泳動に流し、抗体を測定しています。分子量 75 kDa の位置に黒いバンドがある人は陽性です。

右半分は第 XII 因子を還元して電気泳動に流しています。活性化第 XII 因子は二本鎖で、還元することにより、heavy chain（HC）と light chain（LC）に分解することができますので、抗体がどちらを認識するのかを知ることができます。分子量 50 kDa の第 XII 因子 heavy chain に黒いバンドが見えます。これは、不育症患者の抗第 XII 因子抗体は、第 XII 因子の heavy chain を認識することを示しています。

実は、第 XII 因子の heavy chain は血小板が活性化、凝集するのを抑えることが知られています。

したがって、この部分に対する抗体があると、血小板は抑制が効かなくなり、容易に活性化、凝集し、血栓や流産を引き起こす可能性があるのです。

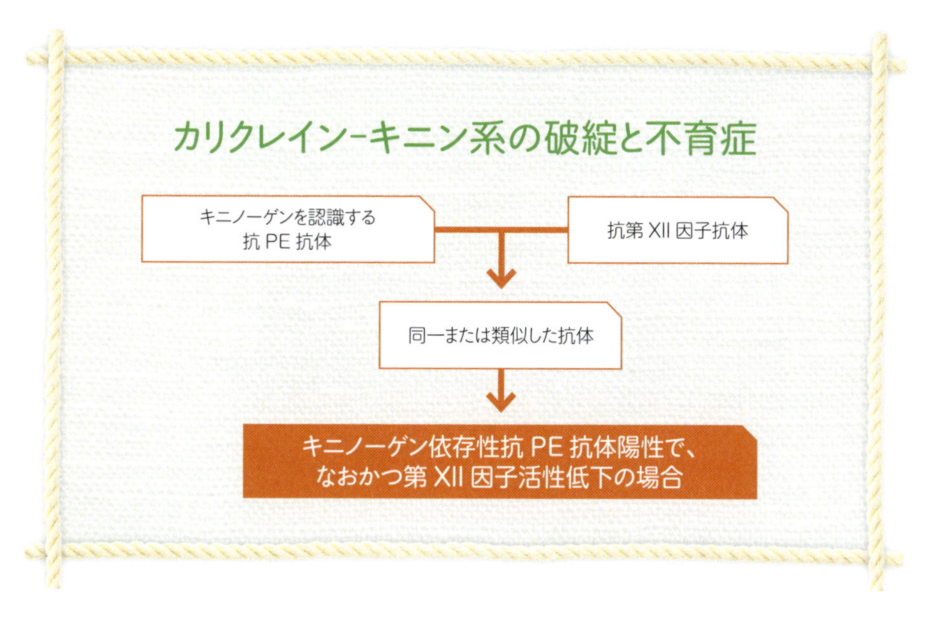

キニノーゲンと第 XII 因子は、学問的には接触因子、あるいはカリクレイン－キニン系に属する蛋白質（たんぱくしつ）で、非常に似た性質をもった親戚のような蛋白質です。そのため、キニノーゲンを認識する抗 PE 抗体と抗第 XII 因子抗体を併せもつ不育症患者は高頻度にいます。

筆者の基礎研究によると、どちらも非常に似た抗体であり、もしかしたら同一の抗体なのかもしれません。抗第 XII 因子抗体があると、第 XII 因子活性低下が生じますので、不育症検査でキニノーゲン依存性抗 PE 抗体陽性でなおかつ第 XII 因子活性が 60%未満の場合、不育症である可能性が高いと思われます。逆に言えば、抗 PE 抗体陽性でも第 XII 因子活性が正常の場合は、それが不育症の原因と診断し、治療することは早急かもしれません。また同様に、第 XII 因子活性が 60%未満、あるいは抗第 XII 因子抗体陽性でも、抗 PE 抗体が陰性の場合、それが不育症の原因と診断し、治療することは早急かもしれません。

この分野はまだ研究段階にあり、エビデンスを積み上げる段階ですが、実際に抗 PE 抗体と第 XII 因子活性は一般の外来で容易に検査ができるため、その解釈に混乱が生じていますので、注意が必要です。

妊娠マウスの胎盤病理所見

正常胎盤

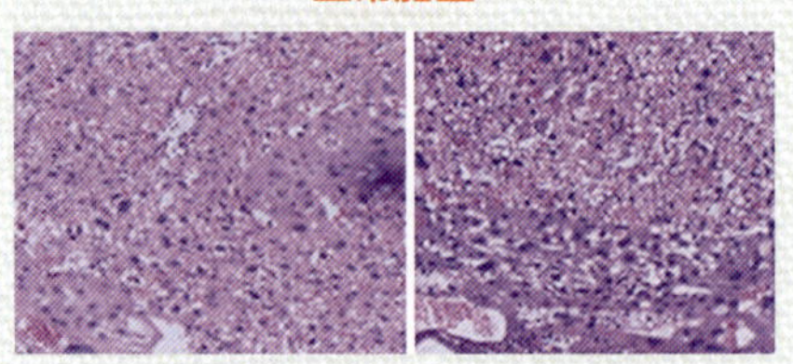

Velayuthaprabhu S, Matsubayashi H, Sugi T, et al.
Am J Reprod Immunol 2011 ; 66 : 373-384（改変）

写真に示したものは胎盤の病理組織です。

抗 PE 抗体や抗第 XII 因子抗体は、試験管の中では血小板を刺激して凝集させ、血栓を引き起こすことが、筆者の基礎実験で分かっています（Sato Y, Sugi T, et al. Am J Reprod Immunol 2015 ; 74 : 279-289）。

そこで次のステップとして、実際に生体内で胎盤に血栓を引き起こすのかを、動物実験で確認しました。

不育症患者さんに協力していただき、血液を提供してもらい、そこから抗 PE 抗体と抗第 XII 因子抗体を抽出し、妊娠したマウスに投与するとどうなるかを見ました。

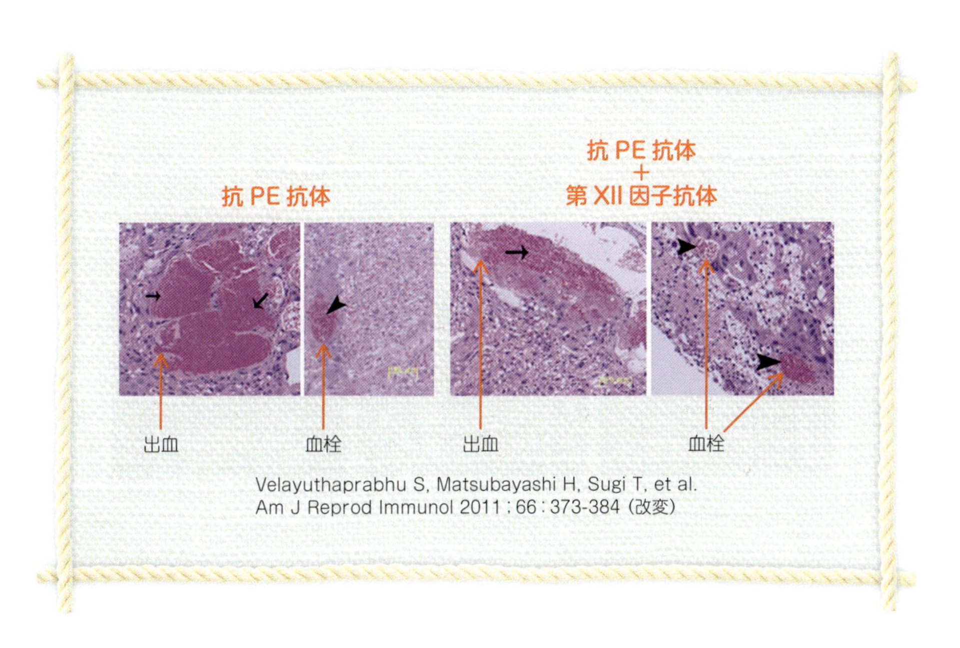

Velayuthaprabhu S, Matsubayashi H, Sugi T, et al.
Am J Reprod Immunol 2011 ; 66 : 373-384（改変）

抗 PE 抗体や抗第 XII 因子抗体を投与した妊娠マウスの胎盤には、血栓と出血が見られました。胎盤の血管に血栓ができて詰まり、破綻出血した訳です。これが、不育症患者さんによく見られる切迫流産の出血であり、絨毛膜下血腫である訳です。

抗 PE 抗体だけでなく、抗カルジオリピン抗体など、他の抗リン脂質抗体でも同様の所見が得られます。抗リン脂質抗体陽性不育症患者に対し、血栓予防として低用量アスピリン療法やヘパリン療法など、血が止まりにくくなるような薬を使いますが、それでも出血することはよくあります。

一般の産婦人科医の中には、なぜ出血している妊婦によけい血が止まりにくくなる薬を投与するんだと反対する人もいます。止血剤を投与するべきだという意見もあります。しかしながら、この研究結果が明らかに物語っているのは、出血の原因はあくまでも血栓なので、多少出血があっても、抗凝固療法を続行するべきだということです。

もちろん、あまりにも出血が多い時は、一時的に薬を休むこともありますが、止血剤を使用することが不適切であることは、お分かりいただけると思います。

胎盤のアポトーシス（細胞死）

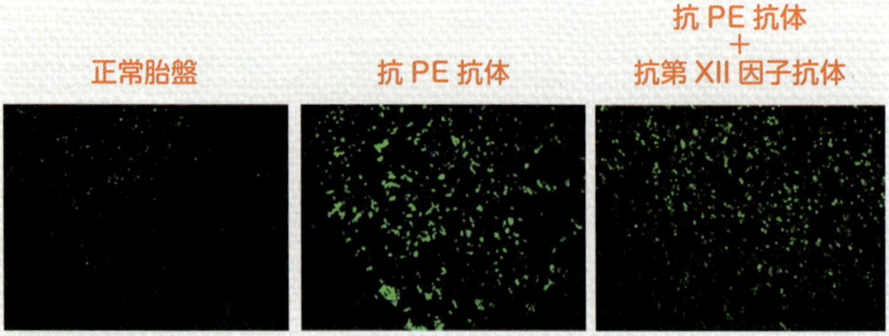

正常胎盤	抗 PE 抗体	抗 PE 抗体 ＋ 抗第 XII 因子抗体

Velayuthaprabhu S, Matsubayashi H, Sugi T, et al. Am J Reprod Immunol 2011；66：373-384（改変）

この写真は前のページと同様、妊娠したマウスに抗 PE 抗体や抗第 XII 因子抗体を投与した場合の胎盤を見たものです。

前のページでは胎盤の出血や血栓の有無を見ましたが、今回は、胎盤にアポトーシスという細胞死が起きているのかを見ました。緑色に染まっているのが、アポトーシスの起きた胎盤の細胞です。

抗 PE 抗体や抗第 XII 因子抗体を投与すると、明らかにアポトーシスが増えていることが分かります。これは、抗 PE 抗体や抗第 XII 因子抗体は、胎盤血栓により流産を引き起こすだけでなく、胎盤の形成を阻害して流産を起こすという病原性も示唆しています。

実際、抗リン脂質抗体陽性不育症患者の胎盤を検査すると、胎盤が小さいことはよくあります。

ところで、キニノーゲンは、子宮内に高濃度で集積し、血管新生を促しているということが分かっています。つまり、血管の塊（かたまり）である胎盤の形成を促しています。

キニノーゲンを認識する抗 PE 抗体は、それを阻害して胎盤形成を阻害し、アポトーシスを起こしているようです。
　また、ヘパリンはキニノーゲンに結合し、キニノーゲンの血管新生作用を守るという研究報告があります。

　ヘパリンは、抗血栓だけでなく、胎盤形成を促すという作用機序もあるのかもしれません。ヘパリンは、胎盤ができあがる妊娠16週以降から投与してもあまり効果がないと言われていますが、それも納得ができます。

第 XII 因子欠乏症
AMED 不育症研究班提言 2019

- 第 XII 因子欠乏ではなく、第 XII 因子に対する自己抗体が不育症のリスク因子である可能性がある。
- AMED 不育症研究班のデータベースでは、第 XII 因子欠乏不育症患者の無治療群の生児獲得率は不良であり、低用量アスピリン療法は生児獲得率を上昇させた。
- 明確な治療方針はないが、第 XII 因子欠乏不育症患者には、アスピリンなどの抗凝固療法を検討することを考えても良い。

第 XII 因子欠乏不育症患者に第 XII 因子に対する自己抗体が見つかることが多く、この第 XII 因子に対する自己抗体が流産を引き起こしているというのが筆者の仮説です。しかしながら、抗第 XII 因子抗体は、現時点では当院以外の施設では測定できないので、第 XII 因子活性が低い不育症患者をどう扱うのか、AMED 不育症研究班で話し合いました。AMED 不育症研究班の班員である神戸大の論文では、妊娠初期の第 XII 因子欠乏は、子宮内胎児発育遅延(しきゅうないたいじはついくちえん)や妊娠高血圧腎症(にんしんこうけつあつじんしょう)などを生じ、妊娠 34 週未満の早産のリスク因子であることが分かりました。また、AMED 不育症研究班のデータベースでは、第 XII 因子欠乏不育症患者の無治療群の生児獲得率は不良であり、低用量アスピリン療法は生児獲得率を上昇させました。欧米の不育症ガイドラインには第 XII 因子は言及されていませんが、これは、第 XII 因子がリスク因子として否定されているのではなく、第 XII 因子が測定されていないからです。AMED 不育症研究班では、第 XII 因子を無視することは不適切であると判断し、不育症スクリーニングの選択的検査に含めました。治療として、多くの場合、低用量アスピリン療法が有効と思われます。アスピリンが奏効しなかった場合、ヘパリン療法も検討するべきかもしれません。

プロテイン S 欠乏症
プロテイン C 欠乏症

- 抗凝固因子であるプロテイン S、プロテイン C が欠乏すると、血栓や不育症の原因になる。

プロテイン S とプロテイン C は、血液が固まらないように抑えることが仕事の抗凝固因子(こうぎょうこいんし)です。したがって、これらの抗凝固因子が欠乏すると、血液凝固系は抑えが効かなくなり、容易に凝固して血栓や不育症の原因になります。

プロテイン S 欠乏症は、白人では 0.03〜0.13%、日本人では、約 2%にみられると報告されており、日本人に多いのが特徴です。

The Suita study と呼ばれる日本の吹田市（大阪府）での研究では、日本人女性のプロテイン S 欠乏の頻度は 1.60%と報告されており、従来の報告を裏付けています。参考までに、日本人におけるプロテイン C 欠乏の頻度は 0.13%と報告されており、かなり稀(まれ)です。

日本人のプロテイン S 欠乏症のほとんどは、プロテイン S 徳島という遺伝子異常です。徳島大が発見したのでプロテイン S 徳島といいます。徳島県に多いわけではなく、日本全国に分布していますが、中国や韓国など、近隣の国にはいません。おそらく、日本が大陸から切り離され、島国になった後で発生した遺伝子異常なのでしょう。したがって、海外のプロテイン S 欠乏不育症患者の治療成績などのデータは、そのまま日本に当てはめることは不適切です。日本独自のデータで病原性、治療方針を検討する必要があります。

プロテイン S 欠乏症には、親から遺伝する先天的な欠乏症もありますが、抗リン脂質抗体症候群や SLE に合併して抗プロテイン S 抗体が出現し、引き起こされた後天的プロテイン S 欠乏症も報告されており、不育症の分野では後天的な欠乏症も考慮する必要がありそうです。プロテイン S レベルが 30～50%程度の低下でも血栓症を起こし得るので、血液凝固系が普段より亢進（こうしん）する妊娠中は、特に注意が必要です。

プロテイン S 欠乏症と
深部静脈血栓症、肺血栓塞栓症

- 妊娠中は深部静脈の流れが滞り、血栓ができやすくなる。
また、その血栓が原因で肺塞栓症を起こすこともある。

妊娠中は深部静脈血栓症(しんぶじょうみゃくけっせんしょう)が起きやすいことが知られています。妊娠中は分娩時の出血を止めるために血液凝固系が亢進(こうしん)することと、大きくなった子宮が大静脈や骨盤内の腸骨静脈を圧迫することにより、大腿静脈や下肢の静脈などの深部静脈の流れが滞り、血栓ができやすくなるからです。

深部静脈にできた血栓が飛ぶと、心臓から肺に流れ着き、肺塞栓(そくせん)症を起こすことがあります。俗に言う、エコノミークラス症候群と同じ病態です。

産婦人科診療ガイドライン*によると、日本人における妊婦・褥(じょく)婦の深部静脈血栓症の発症率は、経腟分娩後 0.008%、帝王切開後 0.04%、肺血栓塞栓症の発症率は、経腟分娩後 0.003%、帝王切開後 0.06%と報告されています。肺血栓塞栓症の死亡率は 14.5%と報告されており、発症すると非常に恐い病気です。

深部静脈血栓症の原因として、日本人はプロテイン S 欠乏症が多いことが特徴で、深部静脈血栓症の 47%にプロテイン S 欠乏が見つかっています。

0.04%とか0.06%という頻度は、非常に少ないと思うかもしれませんが、実は不育症の人に関しては他人事ではありません。流産を3回以上繰り返す頻度は0.8%であり、その中でプロテインS欠乏のある人は約10%ですので、プロテインS欠乏の不育症患者の頻度は0.08%ということになります。そうすると、妊娠に伴い、深部静脈血栓症を発症する頻度にかなり近づくことがお分かりかと思います。

最近、プロテインS活性が50%以下でも治療は不要であるという意見の医師がいるようです。何人か治療しなくても流産しなかったから大丈夫という論理らしいですが、母体死亡についてはどう考えているのでしょうか。

もともと、血栓症の発症率は何千人に1人なので、予防的に治療をしてもしなくても、目に見えて妊産婦死亡率の成績が変わることはありません。しかしながら、一度発症すると、かなりの確率で死に結びつくので、ガイドラインではヘパリンなどで予防することを推奨しています。

もともと、日本中で年間数人の妊産婦死亡をゼロにしようというレベルの試みなので、医師個人の少ない臨床経験で大丈夫などと言うべきではないと私は思います。

*日本産科婦人科学会、日本産婦人科医会 編.「産婦人科診療ガイドライン産科編2017」

EGF を認識する抗プロテイン S 抗体の発見

Received: 30 September 2017 | Accepted: 2 January 2018
DOI: 10.1002/rth2.12081

ORIGINAL ARTICLE

rpth research & practice in thrombosis & haemostasis

Antigenic binding sites of anti-protein S autoantibodies in patients with recurrent pregnancy loss

Yoshihiro Sato MD | Toshitaka Sugi MD, PhD | Rie Sakai MT

Laboratory for Recurrent Pregnancy Loss, Sugi Women's Clinic, Yokohama, Japan

Correspondence
Toshitaka Sugi, Laboratory for Recurrent Pregnancy Loss, Sugi Women's Clinic, Yokohama, Kanagawa, Japan.

Abstract
Background: Protein S (PS) deficiency is a risk factor for adverse pregnancy outcomes including recurrent pregnancy loss. Several studies have shown that the presence of anti-PS autoantibodies (anti-PS) leads to an acquired PS deficiency. Hence, an epitope mapping study was conducted to know the pathogenesis of anti-PS in patients with

Res Pract Thromb Haemost 2018；2：357-365

筆者は、不育症患者にはプロテイン S に対する自己抗体が存在し、EGF（epidermal growth factor：上皮成長因子）領域を認識することを発見しました。プロテイン S に対する自己抗体陽性の不育症患者の中には、プロテイン S 欠乏を伴う症例が存在します。EGF 領域は、胎盤血管新生に関わるとの報告や、EGF 系の破綻(はたん)は妊娠高血圧腎症と関係するとの報告もあり、抗プロテイン S 抗体は、EGF 系を介した不育症のリスク因子である可能性があります。

実は、プロテイン S だけでなく、第 XII 因子にも、EGF 領域があります。EGF に対する抗体は、プロテイン S と第 XII 因子の両方を認識することが分かりました。不育症患者で、プロテイン S 欠乏と第 XII 因子欠乏が共存する場合はよくありますが、その場合は、不育症のリスク因子である可能性は否定できません。

プロテインS欠乏症
AMED不育症研究班提言2019

- 日本人と海外ではプロテインS欠乏の頻度もプロフィールも全く異なり、海外の知見を日本に当てはめることは不適切であり、日本独自の治療方針が必要である。
- AMED不育症研究班のデータベースでは、プロテインS欠乏不育症患者の無治療群の生児獲得率は不良であり、低用量アスピリン療法は生児獲得率を上昇させた。
- 明確な治療方針はないが、プロテインS欠乏不育症患者には、過去の妊娠歴、血栓症の既往、プロテインS活性値、他の凝固系のリスク因子のデータなどを参考に、アスピリンやヘパリンなどの抗凝固療法を検討することを考えても良い。

日本人にはプロテインS徳島という遺伝子異常があり、プロテインS欠乏症に関しては、海外とは全く事情が異なることは、先に述べたとおりです。では、AMED不育症研究班による日本独自の研究で分かったことは何かというと、一つは筆者の見つけたEGFを認識する抗プロテインS抗体の存在と、もう一つは、神戸大の報告があります。神戸大の研究によると、妊娠初期のプロテインS活性が20%未満のプロテインS欠乏は、妊娠高血圧症候群のリスク因子であることが明らかになりました。

さらに、AMED不育症研究班のデータベースでは、プロテインS欠乏不育症患者の無治療群の生児獲得率は不良であり、低用量アスピリン療法は生児獲得率を上昇させました。

以上の知見を合わせると、プロテインS欠乏は無視する訳にもいきません。プロテインS欠乏は、不育症のリスク因子として、今の時点では明確なエビデンスはありませんが、リスク因子ではないというエビデンスもありません。過去の妊娠歴、血栓症の既往、プロテインS活性値、他の凝固系のリスク因子のデータなどを参考に、抗凝固療法を検討するのが、現実的な対応と思われます。

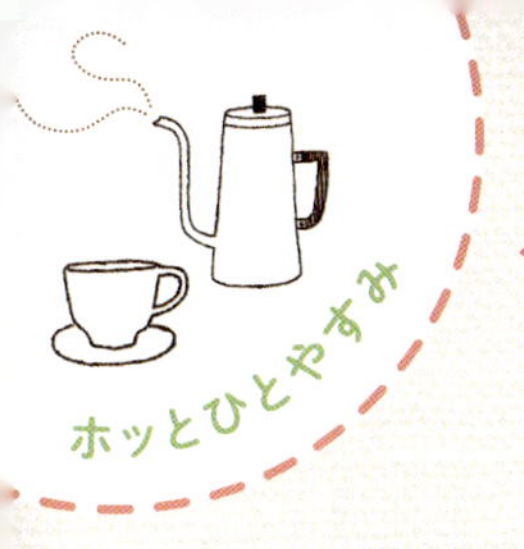

血液凝固

血液は、怪我をすると固まり、出血を止めて命を守る大切な役割がある。人間がまだ猛獣を相手に食うか食われるかの生活をしていた原始時代には、どちらかというと食べられる立場であった人間は、いかに体の肉を食いちぎられても出血を止めて生き延びるかが重要であった。たとえば牛であるが、人間の 4 倍血が固まりやすいことが知られている。筆者は血液凝固が専門であるので、よく牛の血液を使って実験をしたものであるが、油断するとすぐに固まろうとするので難儀したものである。牛は草食動物であり、完全に食べられる立場なので、そう考えると納得がいく。

ところで、人間にとって出血が生命存続の一大事になるのは猛獣に襲われたときだけではなく、分娩がそうであった。分娩時の出血は 500ml 以内は正常範囲であり、正常でも必ずそれなりに出血は起こる。したがって、出血が止まらなければ、かなりの確率で死に直結する。そのため、妊娠時の血液は非妊娠時の 6 倍固まりやすくなることが知られている。

今から約 2 万年前、ちょうど氷河期の終わり頃に血液凝固因子第Ⅴ番の遺伝子異常が中近東あたりで発生した。この異常は血液が固まりやすくなるので、おそらく生命存続に有利な優れた遺伝子ということで子孫に受け継がれた。ところが現在、この遺伝子異常は、血栓症や流産を引き起こす遺伝子として非常に問題になっている。当時は、血栓症で死ぬような年まで生きられなかったであろうし、分娩をなんとか乗り切れば、子孫を増やすという生物の最大の目標は達成されるので優良な遺伝子ということになったのであろうが、今となっては困った遺伝子ということになる。この遺伝子異常は白人には高率に見出されるが、幸い日本人ではまだ報告がない。中近東で発生したが、日本まではたどり着けなかったようである。

その代わり、日本人に多くみられる血液凝固因子の異常は、凝固因子の第 XII 番の欠乏、プロテイン S の欠乏である。白人と比較すると高頻度に見つかるので、注意が必要である。このように、血栓症や不育症の原因は人種の差があるので、欧米の常識は日本では通用しない。

血液凝固異常による不育症の治療

☘ 低用量アスピリン療法

— バファリン配合錠 A81®

— バイアスピリン® 錠 100 mg

☘ ヘパリン療法

— ヘパリン自己注射　12 時間毎

血液凝固亢進の場合の治療は、抗凝固療法です。

妊娠中に使用できる薬剤は限られているので、事実上、アスピリンとヘパリンが使われることが多いです。低用量アスピリン療法は妊娠初期から開始し、妊娠中を通して使用します。

アスピリンを妊娠中に投与したことによって胎児に奇形、異常が発生したり、出血が起きたなどの明らかな副作用の報告はなく、母体に対しても妊娠の不利になるような明らかな副作用は報告されていません。

もちろんアスピリン喘息など、アレルギーのある人は妊娠にかかわらず飲むことはできないし、胃潰瘍を引き起こすこともあるので、胃に問題のある人は注意が必要です。

アスピリンをいつまで飲むかですが、日本では、胎児の心臓に対する影響を心配して妊娠 28 週以降は禁忌ということになっています。しかしながら、欧米では分娩当日まで飲むことも多く、特に副作用も報告されていないので、妊娠 35 週くらいまで飲むべきであるという意見もあります。AMED 不育症研究班提言 2019 では、妊娠 28 週以降は禁忌とした日本独自の取り決めは、エビデンスもないので、改定を希望しています。

アスピリンは血小板を抑えることにより血をさらさらにしますが、ヘパリンは血液凝固因子を抑えることにより血栓を防止します。

ヘパリンは飲み薬がなく、注射しかありません。しかも、1日2回皮下注射することが必要なので、自分で注射を行うことになります。糖尿病の人がインスリンの自己注射を行うのと同じ要領です。胎盤通過性はなく、胎児に対する副作用は報告されていません。

母体に対する副作用は、重篤なものは、稀に血小板減少がみられることがあるので、特に治療開始後1カ月以内は、まめに血液検査をして経過を観察する必要があります。

また、ヘパリンには骨粗鬆症という副作用もありますが、妊娠中という期間限定でしかも比較的低用量の投与なので、ほとんど問題にはなりません。注射部位の掻痒感、あざ、しこりなどのマイナーなトラブルは多いです。当然、注射した後は出血は止まりにくくなるので、交通事故など出血するような状況にならないように、特に気をつける必要があります。

緊急で手術をしなければいけないようなときは、硫酸プロタミンという薬でヘパリンを中和することが可能です。注射後24時間で完全に血中濃度がゼロになるので、必要があれば分娩の前日まで投与可能です。

現在、日本でよく使用されているヘパリンの皮下注用製剤は未分画ヘパリンと呼ばれますが、最近、海外では、より副作用の少ない低分子ヘパリンが普及しています。低分子ヘパリンは高価であり、在宅自己注射の保険適用もありませんので、日本では普及していません。

ヘパリンと類似した薬剤に、ヘパランというものがあります。

名前も性質も似ていますが、ヘパランは決してヘパリンの一種ではありません。このヘパランを主成分にした製剤がオルガラン® です。

このオルガランを使用している施設もあるようですが、妊娠中に使用した場合の安全性も有用性も、いまだ不明です。皮下注用の製剤もないし薬価も高いので、現時点でヘパリンの代替として使用するメリットはなさそうです。筆者の基礎研究によると、ヘパリンよりも効果が期待できない上に、緊急時に硫酸プロタミンで中和できないというデメリットがあります。

低用量アスピリン療法

- アスピリンは高用量で投与すると、出血の副作用は増すが、抗凝固作用はかえって減弱するため、解熱鎮痛剤として使用する場合の1/8程度の低用量が効果的である(アスピリンジレンマ)。
- 高温期半ばより投与開始。妊娠初期の催奇形性に関する安全性は、メタアナリシスにより確認されている。

低用量アスピリン療法について、ここでまとめたいと思います。

当院での一般的な飲み方は、基礎体温の高温期中間から開始し、月経がきたら中止、妊娠したら続行して妊娠35週で終了としています。

高温期中間から開始している理由は、以前は妊娠が分かり次第開始するようにしていたのですが、この指導法だと、妊娠に気づくのが遅くて、アスピリンを飲み始めた時は既に手遅れという人が続出したからです。

欧米では、分娩当日まで飲み続けるのですが、分娩時の出血が増える可能性を考慮し(あまり心配はないのですが、産科医の反対もあるので)、妊娠35週で終了としています。

低用量アスピリン療法の用量は、国際的に60〜100 mg/日と決まっています。この量が、一番効果があることが確認されています。増量すると、かえって効果は落ちる上に、出血の副作用が増えます。

これをアスピリンジレンマといいます。また、1日おきに1錠飲むなど、これ以下の用量での有効性も分かっていません。

低用量アスピリン療法の副作用

- 胎盤早期剝離など、母体に出血を引き起こす副作用はメタアナリシスにより否定されている。
- 日本では妊娠 28 週以降の投与は禁忌であるが、海外では分娩当日まで投与されていることが多い。妊娠末期に投与したことによる、胎児動脈管に対する重篤な影響や、新生児の出血傾向などのリスクはメタアナリシスにより否定的である。

妊娠中の低用量アスピリン療法に関して、副作用の報告は特にありません。ただし、もちろんアスピリンアレルギーのある人は飲めません。

世界で大規模な研究が行われましたが、胎児に対する催奇形性、胎盤早期剝離、胎児脳室内出血などのリスクは増加しなかったと報告されています。また、分娩直前まで投与すると胎児動脈管（心臓にあります）に対して影響が出る可能性が指摘されていましたが、これも否定されています。

したがって、日本では妊娠 28 週以降は禁忌とされていますが、妊娠 28 週で終了するという投与法には、根拠がありません。

唯一、催奇形性に関する報告で、胎児腹壁破裂という内臓奇形が増加するかもしれないという論文があるのですが、この論文は低用量アスピリン療法ではなく、妊娠初期に解熱鎮痛剤としてのアスピリン（低用量アスピリン療法の約 8 倍の量）を飲んだ場合の報告です。

さらに、この論文には、いくつかの問題が指摘されています。

腹壁破裂という病気は、10 万人中 3～6 人に発症する非常に稀な疾患ですので、この論文程度の規模のデータでは、それを証明することは不可能です。さらに、この研究では、腹壁破裂の確定診断はわずか58%の新生児でしかついていません。

なぜならば、海外の貧困層での報告だからです。また、妊婦の麻薬摂取の因果関係も否定できず、さらに、妊娠初期にアスピリンを飲む原因となった疾患が腹壁破裂を引き起こした可能性も否定できません。

以上のように、この論文の信頼性はあまりない上に、後日、アスピリンと腹壁破裂の関係を否定する論文も出ています。いずれにしても、この研究データは低用量アスピリン療法と比較して、飲んだアスピリンの量が全く異なりますので、参考になりません。

皆さんが飲んでいる低用量アスピリン療法に関しては、1994年と2003年に出た論文で安全性は確認されていますので、ご安心ください。

このように、既に低用量アスピリン療法は、血栓、流産予防薬として、世界で安全性も有用性も証明されて使われてきたのですが、日本では保険がききませんでした。なぜならば、あまりにも安価な薬のため、製薬会社が巨費を投じて保険収載のための国内治験を行わなかったからです。

しかし、今から数年前に、特例として、国内治験免除で血栓症に関してのみ保険がきくようになりました。その時、根拠もなく妊娠28週以降は禁忌という添付文書が付きました。

既に当時我々は、国際的なエビデンスに基づき、妊娠35週まではアスピリンを投与していたので、当然その添付文書を無視し、現在に至っています。ちなみに、AMED不育症研究班提言2019では、「班員としては薬剤添付文書の改定を希望している」と明記されています。

最近、妊娠28週でアスピリンを終了する産科医がいるのは、この添付文書に真面目に従っているからです。残念ながら、不育症の治療としての低用量アスピリン療法は、いまだに保険がききませんので、自費診療となります。

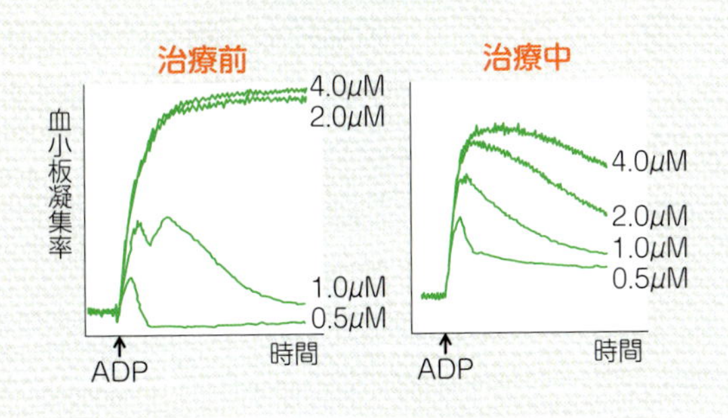

図は低用量アスピリン療法の効果を示したものです。あんなに小さな薬を1日1錠飲むだけで本当に効果があるのかと心配される方もいます。

図は、血小板を刺激して、凝集する様子をグラフにしたものです。細かい説明は割愛しますが、血小板を刺激すると左図のように非可逆的に凝集してグラフの曲線が上に上がりきっているのが、アスピリンを投与すると右図のように、刺激した血小板は一度凝集して上がるものの、解離してばらけてしまい、うなだれるように下降するのが分かります。感覚的にアスピリンの効果を感じていただけると思います。

あんなに安くて小さな薬ですが、歴史も古く、有効性も安全性も確立した良い薬です。

アスピリンはいつまで飲むべきか

- 日本では、妊娠 28 週以降は禁忌である。
- 海外では、妊娠 36 週までが一般的である。
- 妊娠 28 週以降に低用量アスピリンを飲んでも、安全性に問題はない。

アスピリンは、解熱鎮痛剤として 100 年にわたり広く使われていますが、1967 年に抗血小板作用が発見され、今では低用量アスピリン療法は、抗血小板薬として広く使われています。抗血小板作用は、普通の解熱鎮痛剤の用量ではなく、低用量でないと効かないので、昔は、含有量が 81 mg の低用量である「小児用バファリン」が適応外で使用されていました。しかし、適応外使用の改善から、日本循環器学会など関連学会から強い要望が高まり、厚生省（当時）に要望書が提出され、2000 年に承認され、販売名称を変更し、「バファリン 81 mg 錠」となりました。今は、バファリン配合錠 A81® という名称になっています。その後、同じ低用量アスピリンとして、バイアスピリン® 錠 100 mg も 2005 年に販売されました。

問題は、この時に、薬剤添付文書に、妊娠 28 週以降は禁忌(きんき)と書かれたことです。当時、既に我々不育症専門医は、低用量アスピリンとして「小児用バファリン」を国際的標準投与法に従い、妊娠 36 週まで出していたので、困惑しました。アスピリンを妊娠 36 週まで投与することの安全性は、既に国際的に確立しています。規則を守るのか、エビデンスを守るのか、医師も判断が分かれています。

日本ではまだ一般的ではありませんが、欧米では、妊娠高血圧腎症のハイリスク症例に対して低用量アスピリンが投与されており、国際妊娠高血圧学会でも、2017年の治療管理指針で、アスピリンの妊娠初期から36週までの投与を推奨しています。一方、日本では、『抗リン脂質抗体症候群合併妊娠の診療ガイドライン2016』に、アスピリンは妊娠28週以降は禁忌だが、必要があれば患者の同意を得て36週前後まで投与と書かれています。

そして今回、筆者も班員であった、AMED不育症研究班（旧厚生労働省研究班）の「不育症管理に関する提言2019」では、次のように書かれています。以下のURLからPDFの10〜11ページを参照ください。

http://fuiku.jp/common/teigen001.pdf

「投与期間は我が国の添付文書では分娩前12週の投与は禁忌となっているため、妊娠28週までとするが、欧米では36週までの投与が一般的である。このような制限がなされているのは日本のみであるので、班員としては薬剤添付文書の改定を希望している。妊娠28週以降にアスピリン投与することで、胎児動脈管閉鎖が危惧されていたが、低用量アスピリンであれば、動脈管収縮がない事が研究班で報告されている（Miyazaki, et al. J Obstet Gynecol Res. 2018；44：87-92）。そのため必要と判断すれば患者の同意を得て妊娠28週以降も継続してよいが、妊娠36週までを目安とする。分娩時の出血傾向や麻酔合併症について配慮し、各施設の状況により判断する。」

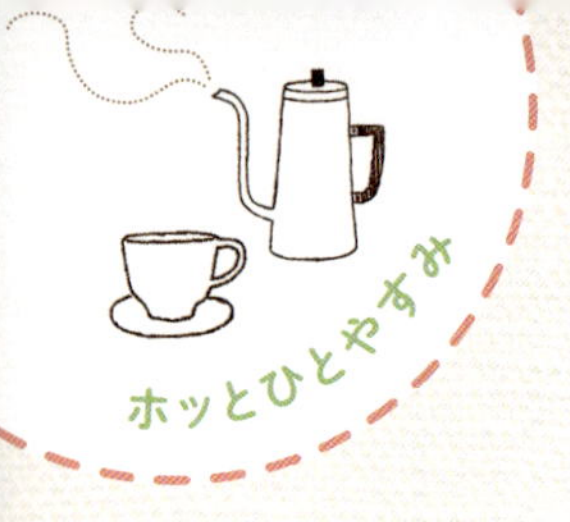

アスピリン

アスピリンは、1899年にドイツで発売された薬である。もともとは、柳などの木の樹皮に含まれる成分であり、紀元前、ヒポクラテスの時代から既に使われていた。当時は、頭痛などのときに柳の樹皮をチューインガムのように噛むと頭痛が治るということが知られており、使われていた。その成分を抽出して解熱鎮痛剤として売り出したのが、アスピリンである。

アスピリンには解熱鎮痛作用以外に重要な作用がある。それは、血小板が活性化しないように抑え、血をさらさらにすることである。ただし、この作用は少量のアスピリンを使用した場合であり、アスピリンの量を増やすと逆効果で、かえって効かなくなる。この現象をアスピリンジレンマという。したがって、低用量アスピリン療法と呼ばれる。心筋梗塞(こうそく)や脳梗塞などの血栓症の再発予防などに使われているが、最近では不育症の治療に用いられるようになった。

アスピリンは、癌(がん)の発生を抑えるという報告もある。低用量アスピリン療法を長期間行った人を経過観察したところ、意外なことに癌の発生頻度が低かったそうである。特に、消化器系の癌が少ないらしい。アスピリンの抗炎症作用が発癌を抑えたのであろうか。不思議な薬である。

アスピリンのような西洋薬は飲むことに抵抗があるので、漢方薬で血流を良くしたいという人がよくいるが、アスピリンはもともと樹皮に含まれる成分なので、漢方のようなものである。むしろ生薬の漢方よりも不純物が除かれているし、歴史も古く、安全性も有用性も確立しているので、筆者はアスピリンのほうが抵抗が少ない。西洋医学は副作用があり、東洋医学は安心という先入観はいかがなものかと思う。日本の漢方は、多くは中国から輸入した生薬でできているので、安全性にも不安が残る。

ヘパリン療法

- 胎嚢が見え次第開始する。
- ヘパリン皮下注用5,000単位(0.2ml)を12時間毎に皮下注射する。
- 血中濃度は皮下注後 2～4 時間でピークに達し、24 時間後にはゼロになる。
- 分娩前日まで続行する。陣痛がきた場合は、次のヘパリン注射を行わなければ問題ない。
- 緊急帝王切開などの場合は、硫酸プロタミンで中和できる。
- 在宅自己注射が一般的である。日本では、本人の血栓症予防においてのみ、保険適用である。
- 胎盤早期剥離、妊娠高血圧症候群などの胎盤血管障害の予防効果が報告されている。

ヘパリンは、妊娠して胎嚢(たいのう)が見え次第、開始します。それより前から開始しても、効果は変わりません。排卵日から、あるいは体外受精の胚移植の日から開始しても、着床率、妊娠率が上がることもなく、意味はないと報告されています。

毎周期、高温期からヘパリンを投与することは、身体的にも経済的にも精神的にも負担が大きく、効果も期待できないので、止めるべきです。長期間にわたると、骨粗鬆症(こつそしょうしょう)の心配もあります。

ヘパリンの用量は、1 回 5,000 単位を 12 時間毎に皮下注射し、1 日 1 万単位が標準です。筆者は、原因によっては減量することもありますが、それはあくまでも応用編です。

投与期間は、ハイリスクの場合は、なるべく分娩ぎりぎりまで投与します。ヘパリンは 24 時間で血中濃度が完全にゼロになるので、分娩の前日に中止すれば、分娩時の出血が増えることはありません。

急に陣痛がきた場合は、次回のヘパリン注射を打たなければ大丈夫です。ヘパリンは、2～4 時間後に血中濃度がピークになるので、この時間に分娩にならなければ問題ありません。また、必要があれば、硫酸プロタミンという薬で中和できます。

12時間毎に注射が必要なので、在宅自己注射が一般的です。

厚生労働省不育症研究班が、ヘパリン在宅自己注射の安全性に関する報告を出したことを受け、日本では2012年から、母体の血栓予防の目的についてのみ、ヘパリン在宅自己注射に対して保険が適用されることになりました。残念ながら、不育症の治療目的の場合は、保険は適応外です。

ヘパリン開始時は血小板減少と肝酵素（AST、ALTなど）上昇などの副作用がありますので、ヘパリン開始して数週間は、頻回に血液検査をして副作用を確認する必要があります。

ヘパリンの副作用で胎盤早期剥離（たいばんそうきはくり）が起き、大出血するのではないかと心配する産科医もいますが、実は、ヘパリンは逆に、胎盤早期剥離、妊娠高血圧症候群などの胎盤血管障害の予防効果が報告されています。

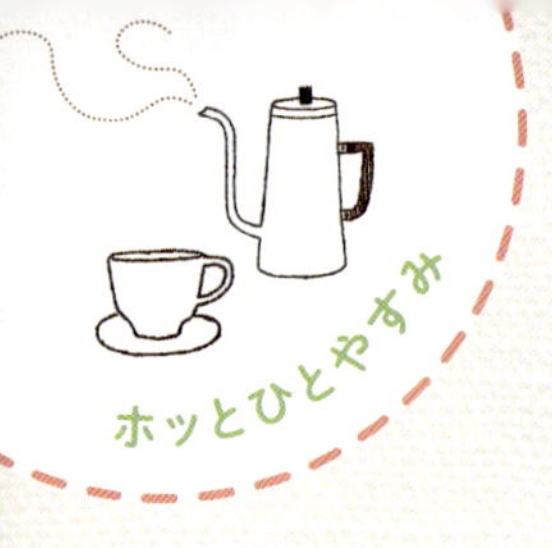

ヘパリン

ヘパリンは、体内の肥満細胞という細胞に含まれる天然の抗凝固物質であり、1916年に発見された。アスピリンは血小板を抑えることにより血が固まらないようにするが、ヘパリンは血液凝固因子を抑えることで血が固まらないようにする。皆さんが使っているヘパリンは、豚の腸の粘膜から抽出されている。全世界の豚の半分は中国人が食べている。したがって、ヘパリンは原則として中国産である。中国でとれたヘパリンをアメリカやヨーロッパに持って行って加工するのである。中国の安定は不育症の人にとって非常に重要なのである。ヘパリンは、胎盤の血流を良くして不育症に効くと思われているが、いくつかの疑問がある。子宮内胎児死亡を起こした胎盤を調べると、確かに血栓を起こしているものは多い。しかし、それによって胎児が死亡したとするほどひどいものは多くない。それよりも、不育症の人の胎盤が小さいことのほうが気になる。また、ヘパリンの治療を妊娠中期から開始しても、あまり効果は期待できない。胎盤ができあがる前から開始しないと、あまり効果はないのである。これらのことより、ヘパリンには血流改善以外の作用があるのかもしれない。

子宮にはキニノーゲンという蛋白質(たんぱくしつ)が非常に高濃度に存在する。キニノーゲンは血小板を抑える作用があり、また、ブラジキニンという血管拡張作用のある物質を放出し、子宮内の血流を良くして妊娠を助けている。そして、最近分かってきたことは、キニノーゲンは血管新生作用があるということである。胎盤というのは血管の塊(かたまり)であるので、キニノーゲンは胎盤形成に重要な役割を果たしていると考えられる。そして、興味深いことに、ヘパリンはキニノーゲンの血管新生作用を助けると報告されている。つまり、ヘパリンはキニノーゲンを助けることにより胎盤形成を促進するのである。こう考えると、ヘパリンは胎盤形成が行われる妊娠初期から妊娠 16 週くらいまでに投与されなければ効果が期待できないことも納得がいく。さらに筆者は、ヘパリンは抗リン脂質抗体を吸着してくれるというデータも報告しており、ヘパリンの作用機序はさまざまである。

同種免疫異常と不育症

- 胎児は、半分は父親由来であり、母体にとっては免疫学的に半分異物である。
- 臓器移植後に起きる拒絶反応が胎児に対して起き、流産を引き起こす可能性がある。
- あらかじめ夫リンパ球を母体に輸血しておくと（免疫療法）、拒絶反応を軽減できる可能性がある。

同種免疫異常による流産という仮説を紹介したいと思います。胎児は、半分は父親の遺伝子を受け継ぐので、母体にとっては半分は他人です。

そこで、臓器移植における拒絶反応と同様の機序で流産が起こるのではないかという仮説が以前よりありました。

免疫は細胞性免疫（同種免疫異常、拒絶反応などと関係）と液性免疫（抗体産生、自己免疫疾患などと関係）のバランスが重要です。

免疫のバランスが液性免疫のほうに過剰に傾くと、抗核抗体や抗リン脂質抗体などの自己抗体が産生され、膠原病（こうげんびょう）、橋本病、バセドウ病などの自己免疫疾患になります。逆に、細胞性免疫のほうに過剰に傾くと、臓器移植の後の強い拒絶反応が起きると考えられます。つまり、同種免疫異常による流産は、抗リン脂質抗体症候群とは正反対の免疫異常なのです。

したがって、抗核抗体や抗リン脂質抗体などの自己抗体陽性の人は、同種免疫異常ではないと言えます。

たとえば、腎臓の病気の人を例に挙げてみましょう。この人が、他人から健康な腎臓をもらうことになったとします。

腎臓移植の場合、一番の問題は移植手術後の拒絶反応です。せっかく人から健康な腎臓をもらっても、体が「よそ者がきた」ということで、免疫の力でその腎臓を攻撃し、駄目にしてしまっては元も子もありません。

そこで以前行われたのがDST（donor-specific transfusions）という方法です。つまり、あらかじめ腎臓の提供者の血液を、腎臓をもらう人に輸血するというものです。そのことによって体が慣れ、その後本番の移植の手術をすると拒絶反応が起きず、腎臓は無事生着するという訳です。

これを妊娠に応用したのが、夫リンパ球を用いた免疫療法と呼ばれる治療です。すなわち、腎臓の提供者にあたるのは妊娠の場合、夫であるので、夫の血液をあらかじめ妻に輸血するのです。

この場合、夫婦の血液型が異なることも多いし、全血輸血する必要はないので、夫の血液からリンパ球のみ取り出して、それを妻に輸血するという方法がとられました。免疫療法という言い方をしていますが、行為自体はれっきとした輸血です。その後、移植の手術に相当する妊娠をすると、胎児に対する拒絶反応が起きず、流産が止まるという理屈です。

この仮説は大変に魅力的であり、1980年代に全世界に広まりました。しかしながら、このような同種免疫異常という機序で本当に流産が起こるのかは証明されていません。

臓器移植と妊娠は異なる点も多くあります。

臓器移植の場合は、移植した他人の臓器の血管の中を直接本人の血液が流れ、免疫細胞が直接接触するので、拒絶反応は容易に起こります。

それに対し、妊娠の場合は胎盤が存在し、母体血と胎児血は直接触れ合うことはあり得ません。そのほか、子宮の中にはさまざまな拒絶反応を抑制する仕組みがあり、妊娠を単純に臓器移植と同様に考えることには問題が多いのです。

それにもかかわらず、この同種免疫異常による不育症に対する免疫療法は1980年代に世界中で爆発的に流行しました。当時は不育症はほとんど原因不明であったということもあり、藁（わら）をもつかむ状況でした。

しかしながら、今でもそうですが、どの患者がいわゆる同種免疫異常なのか、調べる検査はありません。この検査で陽性に出れば同種免疫異常と診断できる、というような検査は、いまだ開発されていないのです。

Th1/Th2バランスや末梢血NK細胞活性、CSF、INF-γ（インターフェロンガンマ）などのサイトカインの末梢血濃度など、いくつか検査が提示され、筆者も試してみましたが、残念ながら再現性に乏しく、臨床に取り入れるには時期尚早であると言わざるを得ません。そこで、不育症の検査をひととおり行い、全く異常が見出されなかった原因不明の不育症に、この治療を行うことになったのです。

夫リンパ球免疫療法の治療成績

- 二重盲検法による妊娠成功率は
  夫リンパ球：46%　　生理食塩水：65%
  結論：免疫療法は、不育症治療として逆効果であり、倫理上許されないという理由で研究は途中で中止となった。(Ober C, et al. Lancet 1999)
- その後、世界で報告された18の二重盲検法の研究を総合して得られた結論は、**免疫療法は効果なし。**(コクラン ライブラリー)
- それを受けてアメリカのFDAは、不育症に対する夫リンパ球免疫療法を禁止した。

さて、1980年代後半から世界中で夫リンパ球を使った免疫療法が行われるようになりましたが、しばらくすると、本当にこの治療は有効なのかという疑問が、世界中の不育症を専門とする医師、研究者から提起されました。

そして、1999年に衝撃的な論文が発表されたのです。

その論文は、二重盲検法(にじゅうもうけんほう)という最も信頼性の高い方法を用いた研究の結果報告でした。二重盲検法とは、夫リンパ球の入った注射と偽物の生理食塩水の注射を用意し、医師も患者も、それが本物か偽物か分からないようにして注射を行い、次回妊娠の結果をみるという方法です。

この方法は、先入観を排除し、精神的影響を最小限にする狙いがあります。その結果、夫リンパ球を用いたほうが、ただの水よりも妊娠成功率が低いという途中経過が報告され、この研究は倫理的に許されないということになり、その時点で研究は中止になりました。この研究に衝撃を受け、世界中で同様の研究が行われました。

そして、その中でも信頼性が高いと評価された18の論文のデータを全て統合し、解析したところ、得られた結論は夫リンパ球免疫療法は効果がないということでした。

それにもかかわらず、この治療は輸血であるので、輸血に伴う副作用は無視できず、アメリカの FDA はこの治療を禁止し、今日に至っています。

筆者の不育症外来でもこの治療を中止しましたが、その後の不育症患者の治療成績が悪くなったということもなく、特に困っていないのが現状です。

むしろ最近は、免疫療法のせいで抗リン脂質抗体が陽性化したり、治療後に不妊になったなどの副作用も報告されています。

また、体外受精を何度施行しても妊娠しない不妊症、着床障害にこの治療を行っている施設もあるようですが、妊娠率が上昇するという報告はなく、副作用のリスクを考えると行うべきではありません。

夫リンパ球免疫療法の元となった移植手術前の DST ですら、有効性は劇的なものではなく、ほんのわずかでした。

今では、新しい免疫抑制剤の開発により、DST は行われていません。自己と非自己の免疫細胞が直接接触する臓器移植と異なり、間に胎盤が介在する妊娠では、夫リンパ球免疫療法の効果は DST よりも、よりわずかであるはずです。

もしかすると、若干は効果があるかもしれませんが、そうだとしても非常に微妙な効果しかないはずです。まして、アスピリンやヘパリンなどが効かない難治性不育症の最後の切り札になるとは思えません。

その他の免疫療法

- ステロイド療法（プレドニン®）
- 大量免疫グロブリン療法
- (イントラリピッド® ?)
- (ピシバニール® ??)

夫リンパ球免疫療法以外にも、不育症に対する免疫療法としては、ステロイド療法（プレドニン®）、大量免疫グロブリン療法などがあります。

さらに最近、イントラリピッド® やピシバニール® 療法がごく一部の施設で行われています。

過去 20 年の世界中の医学論文を検索すると、不育症に対する「免疫療法」としては、夫リンパ球免疫療法、免疫グロブリン療法、ステロイド療法、イントラリピッドに関しては論文が見つかりましたが、ピシバニールに関しては皆無です。イントラリピッドも現時点ではエビデンスレベルの低い論文しかないようです。

プレドニンは、抗リン脂質抗体症候群には有効であり、以前は盛ん（さか）に使われていましたが、副作用が多いので、今ではヘパリンに代わられています。

大量免疫グロブリン療法も、血小板減少症など一部の疾患では劇的に有効です。これらの治療は、夫リンパ球免疫療法と異なり、薬としては効果があることはハッキリしていますので、問題は不育症に効くかに関して、まだ不明であるという状況です。

イントラリピッドは、ダイズ油が主成分の点滴用製剤で、私も昔、癌患者を診ていた頃によく栄養補給として使用しました。

2011 年の不妊の国際学会で、着床障害患者に使用したところ成績が良好であったという発表があり、そのことを 2011 年にイギリスの BBC が放送し*、イギリスの患者の web サイトで火がついたようです。

しかしながら、この発表はわずか 50 人の患者の報告であり、無作為試験でもないので、研究方法としては信頼性の高いものではありません。さらに、イントラリピッドの作用機序も、明らかではありません。また、イントラリピッドと普通のブドウ糖点滴を比較しても、免疫状態に差がなかったという論文もあります。

私は、よく患者さんに納豆をお勧めしていますが、日本人は、納豆と豆腐に醤油をかけて食べ、味噌汁も飲むので、そういう意味では大豆づけで、もしダイズ油が妊娠に有効なのであれば、日本人は妊娠には完璧な食生活です。日本人にイントラリピッドって、意味あるのでしょうかというのが、私の素朴な疑問です。

ピシバニールという抗がん剤が日本の一部の施設で用いられているようですが、ピシバニールとは溶血性連鎖球菌の凍結乾燥粉末です。

免疫を賦活することにより、NK 細胞の活性化、IFN-γ（インターフェロンガンマ）や G-CSF、GM-CSF などのサイトカインを産生させ、腫瘍を攻撃すると、薬の添付文書に書かれています。

したがって、理論的には、不育症患者に用いた場合、癌と同様に胎児を攻撃して妊娠維持の妨げになると考えるのが普通ですが、それがなぜ不育症に用いられるのか、どういう原因の不育症に用いられるのか、そしてその作用機序など、全く研究も報告もされておらず、密室で行われている状況です。

たしかに胎盤形成を促進する一部のサイトカインを産生させる可能性はありますが、胎児、胎盤を攻撃するサイトカインも産生されますので、不育症に対する効果は、まずは動物実験で確認するべきでしょう。

筆者は、過去20年以上の世界中の医学論文を検索しましたが、不育症にピシバニールを使用したという論文は皆無で、その有用性や副作用に関する研究は全く行われていない状況であり、今のところエビデンスは全くありません。日本の中のごく一部の施設のみで行われています。

そもそも、ピシバニールという薬自体が日本で開発され、日本のみで使用されている抗がん剤です。その抗がん剤としての効果も疑問視されており、他国では抗がん剤として承認されていません。まして不育症など他の疾患に効くのか、疑問と言わざるを得ません。

* Fertility Experts Claim Miscarriage Breakthrough. BBC Online 05/01/2011.

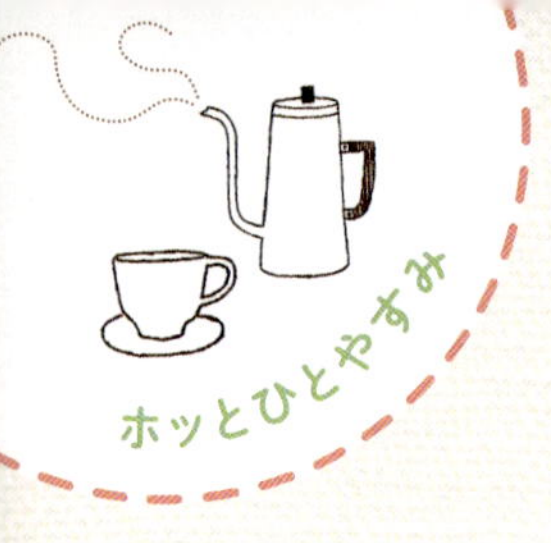

信頼性の高い情報はどのようにしたら見分けられるのか

インターネットに情報があふれ、誰でも簡単にたくさんの情報が手に入る時代になった。しかしながら、情報の量は多くても質は決して高くない。180度間違った情報も多く出まわっている。最近アメリカで発表された論文によると、素人が病気に関して一番正しく有益な情報を手に入れる方法は、医学図書館に行ってそこの司書に相談することだそうだ。

実は、私たち専門家は、最先端の正しい情報を医学論文から得ている。洗練された医学論文は、最も信頼性が高いからである。医学論文を一流国際医学雑誌に載せるのは至難の業(わざ)である。論文を医学雑誌に投稿すると、世界のトップレベルの科学者が数人レフリーとして選ばれ、論文を審査し、全員の同意があって初めて載ることができる。そしてさらに、論文が載った後、他の研究者の追試でその論文の正当性が確認されて初めて正しい情報ということになる。そのような医学論文を私も書いてきたし、一流国際雑誌の不育症や血液凝固分野のレフリーとして世界中の研究者の書いた論文を審査もしている。新しい論文は毎月膨大な数発表される。それに目を通し、目新しい知見があればそれを追試し、正しさが確認された情報のみを皆さんの臨床に生かしている。そこには、感情の入る隙間はないし、入るべきではない。

一方で、レフリー制のない情報は、質が悪いことが多い。その情報の真偽が客観的に判定されることなく、公共に垂れ流されるからである。中でも特に、匿名で書かれた情報は、最も質が悪い可能性がある。別にそのような情報を書いている人の人格を問題視しているのではない。科学者として訓練を受けた我々専門家でも、100%正しい情報を書くのは困難なのに、素人にそれを期待するのは無理である。たとえば、私はよく新聞、雑誌の取材を受けるが、何時間も話をして、納得した記者の書いた原稿が最初から完璧であったことはなかった。その後、一緒に何度も書き直し、改良を重ね、記事になる。医療記事担当の新聞記者は、訓練を受けたプロであるし、誤った記事を載せたら信頼を失い、命取りである。そのような人達でも困難なことが、インターネットに匿名で情報を発信する人にできるだろうか。おそらくそのような自覚もなく書いていることが多いのではないだろうか。

皆さんが、自分の病気に関して正しい情報を得たいと思ったら、是非、専門医に聞くことを勧める。自分の力で英語の論文を読みあさり、どの論文が正しいのか判定することは素人には不可能である。しかしながら、信頼できる専門医を見極めることは可能である。もし、専門医の間でも異なる意見がある場合は、それぞれの専門医にその意見の根拠を聞くとよい。つっこんだ質問に対して嫌がったり怒りだす医師は、信用できない。きちんと答えてくれる医師の場合は、その意見の根拠として、出所の明らかな一流論文や客観的データが提示された場合は信用ができる。一方で、その医師の意見が、今までの個人の臨床経験のみから導かれたという場合は、エビデンスレベルは低い。その医師は最先端の英語の論文を読む努力を怠っている上に、その人のわずかな臨床経験から得られる情報は、何万人もの世界中の患者のデータで構築されている国際医学論文に比較してあまりにも貧弱である。私はおそらく日本で一番多くの不育症患者を診てきたと思うが、それでもたったの2万人弱の不育症患者しか経験していない。この程度の数では、多くのことを語ることはできない。

他の疾患と異なり、不育症は、いまだ発展途上の分野である。専門医の中でも意見が異なることがあるのは、そのためである。したがって、皆さんがどの意見を信用するべきか、大変難しいと思う。ここでは、そのコツを書いたつもりである。参考になれば幸いである。

着床障害

☘ **生化学的妊娠を繰り返す場合は、着床障害を疑う必要があるかもしれない。**

不妊治療の中でも、体外受精は受精卵まではきちんと育っていることを確認しているので、その受精卵を何度子宮に戻し、胚移植しても全く妊娠しないか、あるいは化学流産（正しくは生化学的妊娠）で終わってしまう場合は、着床障害を疑うことになります。

また、不妊治療を行っていない人でも、生化学的妊娠を経験した場合、受精卵が着床するところまでは妊娠過程は進行したということは証明されている訳です。

多くの場合、生化学的妊娠は染色体異常の受精卵の自然淘汰であることは、既に説明したとおりです。しかし、何度も生化学的妊娠を繰り返す場合は、着床障害を疑う必要があるのかもしれません。

着床障害は、卵側に問題があるのか、子宮側に問題があるのか、あるいはその両方なのか、いまだに不明です。卵側の問題であれば不妊症の領域ですし、子宮側の問題であれば不育症の領域です。つまり、着床障害は不妊症と不育症の挟間にあり、取り残された領域なのです。

最近、着床障害を不育症からアプローチする試みがされていますので、当院の臨床データを示しながら紹介します。

アメリカでの 着床障害における学会の対立

アメリカ生殖医学会

抗リン脂質抗体は体外受精の成功に影響を与えない。

アメリカ生殖免疫学会

抗リン脂質抗体検査には理論的根拠があり、アメリカ生殖医学会の意見に反論する。

アメリカ生殖医学会*は、抗リン脂質抗体は体外受精の成功には影響しないという見解です。したがって、着床障害患者に対し、抗リン脂質抗体などの不育症検査をする必要もないし、抗体陽性不妊患者に対し、治療を行う必要もないという意見です。

これに対し、アメリカ生殖免疫学会**はそのような結論を出すのは早急であるという見解で、真っ向から対立しています。

日本では、厚生労働省不育症研究班が2011年に、不育症管理に関する提言をまとめ、発表しましたが、そこでは原則として生化学的妊娠は流産回数には含めないとしています。健康で避妊していないカップルが毎周期、月経予定日に妊娠検査を行うと、月経遅延を伴わない一時的陽性を見ることが多いことは知られています。これを妊娠や流産ととらえることは問題だからです。

ただし、生化学的妊娠を繰り返す場合は不育症検査の対象になるかに関しては、今後の検討課題であるとしています。

*American Society for Reproductive Medicine Practice Committee
**American Society for Reproductive Immunology

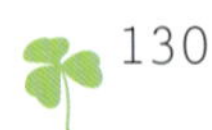

抗リン脂質抗体陽性者と陰性者における体外受精の状況

	IgG aPL 陽性 n=17	IgM aPL 陽性 n=12	aPL 陰性 n=15
年齢	35.4±2.7	37.4±4.7	36.4±3.3
不妊期間（年）	9.5±2.7	7.2±2.3	7.1±2.0
過去の IVF-ET 回数	4.6±1.8	4.7±1.5	4.5±1.5
変性卵/採卵数	4.4%	6.4%	9.4%
受精率	63.1%	79.3%	80.2%
良質胚/受精卵	77.2%	68.2%	64.7%

Matsubayashi H, Sugi T, et al. Am J Reprod Immunol 2006；55：341-348（改変）

筆者らは、着床障害が疑われる体外受精不成功不妊患者の抗リン脂質抗体（aPL）を測定し、陽性者の卵胞液中に抗リン脂質抗体が存在するのか、それが体外受精の成績に影響するのかに関して検討し、報告しました。

3 回以上胚移植不成功症例に対し、抗 PE 抗体、抗カルジオリピン抗体、抗フォスファチジルセリン抗体を検査したところ、44 人中 29 人に何らかの抗リン脂質抗体が陽性でした。IgG タイプの抗リン脂質抗体陽性患者は、その卵胞液中にも IgG タイプの抗リン脂質抗体が存在しましたが、IgM タイプの抗リン脂質抗体陽性患者の卵胞液中には、抗リン脂質抗体は存在しませんでした。

つまり、IgM タイプの抗リン脂質抗体は卵胞液移行性はないようでした。体外受精の成績を検討したところ、卵胞液中に抗リン脂質抗体が存在する IgG 陽性患者群では、卵胞液中に抗リン脂質抗体が存在しない IgM タイプ陽性患者群および抗リン脂質抗体陰性患者群と比較して、有意に不妊期間が長く、受精率が低かったことが分かりました。

結論として、我々のデータは、卵胞液中の IgG タイプの抗リン脂質抗体は、体外受精の成功を左右するリスク因子である可能性を示唆しています。

現に受精卵に結合した抗 PE 抗体が、卵割を阻害したという報告もあります。

細胞膜はリン脂質で構成されており、細胞膜外層の PE の占める割合は多いので、これに対する抗体が結合し、膜の流動性を止めることにより、細胞分裂が阻害されるようです。

したがって筆者も、「抗リン脂質抗体は体外受精の成功には影響しない」というアメリカ生殖医学会の見解には反対であり、そのような結論を出すのは早急であるというアメリカ生殖免疫学会の見解を支持します。

ちなみに、このデータは、2006 年にアメリカ生殖免疫誌に論文として発表済みです。

体外受精反復不成功症例
妊娠、生化学的妊娠歴なし（n=14）

第XII因子欠乏	2/14	14.3%
抗PE抗体IgM	1/14	7.1%
抗カルジオリピン抗体IgM	2/14	14.3%
ループスアンチコアグラント	4/14	28.6%
プロテインS欠乏	2/14	14.3%
いずれかが該当	9/14	64.3%

杉ウイメンズクリニック

筆者は不育症専門ですが、最近はその延長線上で着床障害も診ています。以前は、一度も妊娠歴、流産歴のない患者は原則として受診しませんでしたが、最近は、不妊専門クリニックで体外受精を行い、何度も良好胚を移植しても、全く妊娠反応が出ない方が受診することがしばしばあります。

そのような患者14人に対し、本人の強い希望により不育症検査を施行したところ、9人（64.3%）に、抗リン脂質抗体、プロテインS欠乏、第XII因子欠乏などの血液凝固異常が見つかりました。

抗リン脂質抗体がIgGタイプであれば、先ほど述べたとおり、卵胞液中に移行した抗リン脂質抗体の卵子に対する影響で妊娠できない可能性が否定できませんが、今回の検討で見つかったのは、全て卵胞液移行性のないIgMタイプの抗リン脂質抗体でした。

不育症リスク因子の陽性頻度

	不育症群 n=899	反復生化学的妊娠群 n=144
第 XII 因子欠乏	21.7%	19.4%
抗 PE 抗体 IgG	17.0%	13.2%
抗 PE 抗体 IgM	13.9%	13.9%
抗カルジオリピン抗体 IgG	4.5%	2.1%
抗カルジオリピン抗体 IgM	5.1%	2.1%
ループスアンチコアグラント	2.2%	4.9%
プロテイン S 欠乏	13.9%	18.8%
プロテイン C 欠乏	2.8%	3.5%

杉ウイメンズクリニック

さらに筆者は、生化学的妊娠を何度も繰り返す着床障害患者 144 人に対して不育症検査を施行し、同時期の当院の不育症患者 899 人の検査結果と比較したところ、非常に類似した結果が得られました。

ここでも、着床障害患者に見出された抗リン脂質抗体は、IgG だけでなく、IgM タイプも多く見られました。さらに、不育症群と同様、プロテイン S 欠乏や第 XII 因子欠乏など、血液凝固系因子の異常も多く見つかり、このデータを見た限り、着床障害は不育症の一部であると考えざるを得ないのかもしれません。

当初筆者は、卵胞液中の IgG タイプの抗リン脂質抗体の存在が受精卵に何らかの影響を与え、着床障害を起こすのではないかと考えました。しかしながら、着床障害患者には、卵胞液には存在しない IgM タイプの抗リン脂質抗体や、プロテイン S 欠乏などの抗リン脂質抗体とは異なる凝固異常も高頻度に見つかることが分かりました。

したがって、着床障害の原因の一部は、受精卵側ではなく、子宮側の問題であると考えるべきであるかもしれません。

抗リン脂質抗体と抗核抗体が陽性の体外受精着床障害患者に対する
ヘパリンとアスピリン療法の偽薬を用いた
無作為、二重盲検法による研究

- 胚移植の日から、ヘパリン自己注射＋アスピリン錠か、偽薬（生理食塩水自己注射＋砂糖錠）を開始。
- 移植胚あたりの妊娠反応陽性率は、治療群 14.6%と偽薬群 17.6%の間に差はなかった。
- 移植胚あたりの着床率（心拍確認）は、治療群 6.8%（20/296）と偽薬群 8.5%（22/259）の間に差はなかった。
- 今回の研究の全参加者の着床率 7.6%（42/555）は、参加しなかった着床障害 IVF 患者の着床率 4.5%（147/3,237）よりも有意に高かった。

抗リン脂質抗体症候群の不育症患者に対する低用量アスピリン療法やヘパリン療法が流産防止に有効であることは、既にコンセンサスが得られていますが、抗リン脂質抗体陽性の着床障害患者（流産歴がない場合は抗リン脂質抗体症候群の診断基準は満たしませんので、抗リン脂質抗体症候群とはいいません）の妊娠率上昇にも有効であるというエビデンスはありません。

着床の前後は、まだ胎盤は存在せず、血流は関係ないと思われるので、胚移植時からアスピリンやヘパリンを開始しても効果があるとは考えにくいし、現に偽薬を用いた無作為、二重盲検研究でも無効であるという論文があるので、この論文をここで紹介し、その要旨を解説します。

この論文*は、胚移植の日から、ヘパリン自己注射 1 万単位/日＋アスピリン 100 mg/日か、偽薬としてヘパリンの代わりに生理食塩水自己注射、アスピリンの代わりに砂糖でできた偽薬錠剤を二重盲検で開始するというものです。

本物の薬をもらう患者と偽薬をもらう患者は無作為に選ばれ、そこには医師や患者の意思や希望は入りません。二重盲検法とは、夫リンパ球免疫療法のページ（121 ページ）でも解説しましたが、処方している医師も、薬をもらう患者も、本物の薬なのか、偽薬なのかを知らされていない状況で治療成績を検討するもので、先入観やプラシーボ効果が排除される、非常に信頼性の高い研究法です。

結果ですが、移植胚あたりの妊娠反応陽性率は、治療群 14.6%と偽薬群 17.6%の間に有意差はありませんでした。

移植胚あたりの着床率**は治療群 6.8%（20/296）と偽薬群 8.5%（22/259）の間に有意差はありませんでしたが、強いて言えば、治療群よりもむしろ偽薬群の成績のほうが若干良好でした。

結論として、ヘパリンの在宅自己注射を胚移植の日から開始することは、効果がないにもかかわらず、患者の精神的、肉体的、経済的苦痛も大きく、長期にわたった場合の骨粗鬆症（こつそしょうしょう）のリスクもあるので、行うべきではありません。

ところで、この論文には、その研究趣旨からは外れますが、1 つ興味深いデータが紹介されています。それは、研究の参加者（治療群と偽薬群全て）の着床率 7.6%（42/555）は、同じ施設で研究に参加しなかった着床障害体外受精患者の着床率 4.5%（147/3,237）よりも有意に高かったというものです。

何もしていない群よりも、何かしている群のほうが成績が良く、しかもヘパリン＋アスピリン投与の治療群よりもむしろ食塩水を注射した偽薬群の成績が一番良かったことになります。

不育症患者において、tender loving care（テンダーラビングケア）が妊娠維持に有効であるという報告がありますが、着床障害においても同様のことが言えるのかもしれません。

現在でも一部の不妊クリニックにおいて、着床障害患者に対し、妊娠率を上昇させる目的で移植日からアスピリン、ヘパリンを開始する方法をとっているという話を聞きますが、もしもそれらの施設で治療が有効であるという成績が出ていたとしても、それは単にプラシーボ効果である可能性は否定できません。

ヘパリン在宅自己注射は副作用も無視できず、肉体的、経済的にも負担が大きく、プラシーボ効果のみを期待する治療にしては不適切です。

* Stern C, et al. A randomized, double-blind, placebo-controlled trial of heparin and aspirin for women with in vitro fertilization implantation failure and antiphospholipid or antinuclear antibodies. Fertil Steril 2003；80：376-383

** この論文では心拍確認をもって着床成功と定義している。

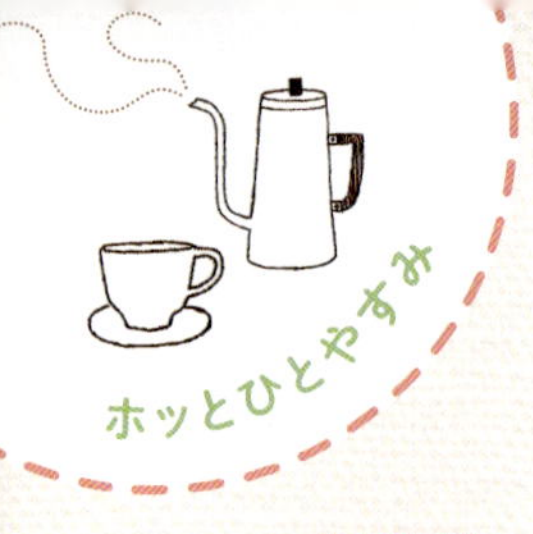

胚移植からのヘパリン投与は
着床障害に効くどころか、着床を邪魔する可能性がある

135ページで紹介した論文で、胚移植の日からアスピリン、ヘパリンを投与しても、妊娠率、着床率は上がらないとあるが、よく見るとアスピリン、ヘパリンを投与したほうが若干、妊娠率、着床率が悪いことが分かる。妊娠率は、アスピリン、ヘパリン投与群14.6%、非投与群17.6%で、統計学的には有意差はないが、参加者555人の大規模な二重盲検法による研究なので、ヘパリンの副作用で着床障害が起きる可能性につき、ずっと引っかかってきた。

私が最近研究テーマにしているHB-EGF（ヘパリン結合EGF）だが、これは着床には必須の分子で、子宮内膜上のHB-EGFが胚盤胞上のヘパリン様分子であるヘパラン硫酸にくっつき、着床するのだが、もしここに外部から投与されたヘパリンがあると、HB-EGFはヘパリンとくっつき、胚盤胞のヘパラン硫酸とくっつけなくなるので、着床ができなくなる可能性がある。

もう一つの着床の機序は、L-selectinシステムである。胚盤胞上にはL-selectinという癒着しやすい蛋白があり、それが子宮内膜にくっついて着床が始まる。ヘパリンは、L-selectinの発現を抑えたり、L-selectinに結合し、着床の邪魔をすることが知られている。分子量の大きなヘパリンのほうがより効率的に邪魔をするので、日本で使っているヘパリンは、海外で使われている低分子ヘパリンよりもさらに着床を邪魔する。

ヘパリンは着床が終わった後は、胎盤を育てる作用があるので不育症治療には効くが、着床前後に投与することは、逆効果の可能性があるのだ。ヘパリンは、流産予防効果はあるが、着床障害に効くというエビデンスはないのである。アメリカ生殖医学会では、2015年に、着床障害患者にヘパリンを使用することを否定している(Fertil Steril 2015；103：33-34)。

最近、胚移植の前に子宮内腔にヘパリンを注入したら着床率、妊娠率が上がるかを検討した論文がある(Clin Exp Reprod Med 2016；43：247-252)。結果は案の定、効果がなかった。着床率は、ヘパリン投与群18.2%、非投与群22.3%で、統計学的には有意差はないが、ヘパリン投与群の成績のほうが悪かった。この論文は、胚移植の3～5日前の採卵時にヘパリンを投与しているが、その理由は「培養液にヘパリンを入れてヒトの受精卵に影響がないのかを調べる実験は倫理的にできないので、子宮内に投与したヘパリンというテストの済んでいない物質が移植した受精卵に直接接触することがない、移植の3～5日前にヘパリンを投与した」とあり、ヘパリンの投与時期は、倫理的判断で決めたと書かれている。

実は、受精卵の培養液にヘパリンを入れると、無脳症(むのうしょう)や二分脊椎(にぶんせきつい)などの中枢神経系の奇形が高率に起きたり、遺伝毒性があるという動物実験があるので、注意が必要である。遺伝毒性の怖いところは、発癌(がん)性である。ヘパリン培養で生まれた子どもは、癌になりやすい可能性が否定できないのである。

当院がヘパリンを胎嚢(たいのう)確認後に開始しているのは、以上のリスクを避けるためでもある。胎嚢確認後からのヘパリン投与の安全性、有用性は、既に確立しているので、安心していただきたい。標準治療ですから。

着床障害に対する治療は、いろいろ試されているが、過剰治療は、意味がないどころか、逆効果になる可能性がある。標準治療から外れた治療はリスクを伴うので、注意が必要である。

EGF を認識する抗第 XII 因子抗体の発見

Published online: 03.09.2019

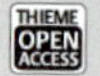

Original Article e263

Anti-Factor XII Autoantibodies in Patients with Recurrent Pregnancy Loss Recognize the Second Epidermal Growth Factor–Like Domain

Yoshihiro Sato[1,2] Toshitaka Sugi[1] Rie Sakai[1]

[1] Laboratory for Recurrent Pregnancy Loss, Sugi Women's Clinic, Yokohama, Japan
[2] Yoshihiro Women's Clinic, Tokyo, Japan

Address for correspondence Toshitaka Sugi, MD, PhD, Laboratory for Recurrent Pregnancy Loss, Sugi Women's Clinic, 2-12-1-7F, Shinyokohama, Kohoku, Yokohama, Kanagawa 222-0033, Japan

TH Open 2019;3:e263–e272.

抗プロテイン S 抗体が、プロテイン S の EGF 領域を認識することは既に説明したとおりですが、筆者は抗第 XII 因子抗体も同様に第 XII 因子の EGF 領域を認識することを発見しました。不育症や着床障害の患者さんを多く診てきて、第 XII 因子欠乏とプロテイン S 欠乏が高頻度に見られますが、第 XII 因子とプロテイン S は、生体内の役割としてあまり類似点がなく、なぜこの 2 つの血液凝固関連蛋白質が不育症、着床障害の二大リスク因子として目立つのか不思議でしたが、共通点は、どちらも EGF 領域をもつことだったのです。

第 XII 因子とプロテイン S は、抗凝固因子として子宮内膜、胎盤の血液凝固系を制御し、胎盤血栓を防ぐだけでなく、EGF 領域を介して成長因子として子宮内膜、胎盤形成に関与していることが分かってきました。

まとめると、不育症、着床障害患者には抗第 XII 因子抗体や抗プロテイン S 抗体があり、その自己抗体は EGF 領域を認識する訳ですが、実は見方を変えると、「不育症、着床障害患者には EGF に対する自己抗体があり、EGF 系蛋白質だけでなく、EGF 領域をもつ第 XII 因子やプロテイン S も認識し、第 XII 因子欠乏やプロテイン S 欠乏を引き起こしている」というのが本当かもしれません。

自己抗体を介したEGF系の破綻

- 不育症患者、着床障害患者には、EGFを認識する自己抗体が存在する。
- EGFを認識する自己抗体は、第XII因子欠乏やプロテインS欠乏を引き起こす可能性がある。
- EGFを認識する自己抗体は、生殖に重要な役割を担っているEGF系を破綻させ、不育症、着床障害を起こしている可能性がある。

EGF(epidermal growth factor：上皮成長因子)は成長因子の一つで、血管新生を促す作用があります。胎盤も子宮内膜も、言ってみれば血管の塊(かたまり)ですので、EGFは生殖領域では非常に重要な役割を果たしています。もしも、EGF系が破綻(はたん)すると、胎盤形成不全を引き起こしたり、妊娠高血圧症候群の原因になると報告されています。

第XII因子やプロテインSには、このEGFに似た領域があり、不育症患者や着床障害患者のもつ抗第XII因子抗体や、抗プロテインS抗体は、このEGF領域を認識することが、筆者の研究で明らかになりました。

EGFを認識する自己抗体は、第XII因子やプロテインSのEGF領域だけでなく、EGFの仲間の蛋白質(たんぱくしつ)も認識し、子宮内のEGF系を破綻させ、妊娠や着床の邪魔をしていると考えられるのです。

この説は、筆者が世界で初めて提唱した仮説です。まだ研究段階ですが、全く新しい不育症、着床障害の原因解明、治療に結びつくと期待しています。

EGF 系の破綻による着床障害に対する治療

- 子宮内膜のらせん動脈の血管新生が阻害され、良い内膜が形成されないために、着床障害になる。
- 既に質の悪い子宮内膜ができあがってしまった胚移植の時点から治療を開始しても効果はないと思われる。
- 月経終了時から何らかの治療を開始し、内膜の増殖期に介入を行い、良い内膜を育てる必要がある。

不育症同様、着床障害患者にも抗第 XII 因子抗体や抗プロテイン S 抗体があり、EGF に対する自己抗体が高頻度に見つかります。不育症の場合は、胎盤の血管新生を邪魔し、胎盤の形成不全を引き起こすと考えられますが、着床障害の場合は、子宮内膜の血管であるらせん動脈の血管新生が邪魔され、良い内膜ができないため、着床しにくくなるという機序で説明できます。

したがって、既に質の悪い子宮内膜ができあがってしまってから治療を開始しても、意味はありません。体外受精で、良好胚を何度移植しても着床しない着床障害の人に、胚移植の日からアスピリンやヘパリンを開始しても、効かないことは先ほど説明したとおりです。

EGF 系の破綻による着床障害の治療のコツは、子宮内膜の増殖期に何らかの治療で介入し、良い内膜を育てることです。前の周期の内膜が剝(は)がれているのが月経であり、月経終了時から次の子宮内膜ができ始めます。その時に何らかの治療を行い、らせん動脈の血管新生を促し、良い内膜を育てるのが肝要です。

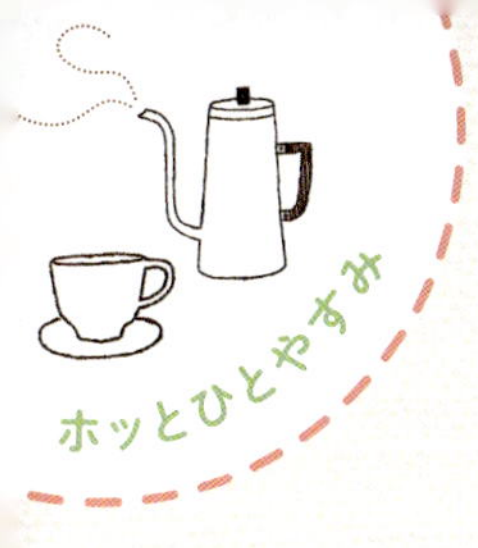

EBMに基づかない不育症対策

EBMとは evidence based medicine の略で、根拠に基づいた医療を行いましょうということである。筆者は臨床医であるとともに、不育症の新しい原因、検査、治療を発見するために医学研究を行っている科学者でもある。したがって、EBMは最も重要であり、EBMを無視するような診療は科学者としては命取りである。とはいっても、少しでも自分でできることがあればやりたいと思うのは人情。ここだけの話を教えよう。

カフェインが流産率を上げるという論文がある。誰にでも当てはまる訳ではないが、代謝酵素の遺伝的素因によってはそういう人もいるようである。コーヒーに換算すると1日5、6杯以上も飲む人のことらしいが、この際、妊娠したら飲まないにこしたことはないかもしれない。しかしながら、昔から体に良いと言われてきた緑茶を1日適量飲むのはかえって良いような気もするが、皆さんの考え次第である。

タバコは、百害あって一利なしである。これはEBMである。タバコを1本吸うと、寿命が14分短縮すると報告されている。自分で吸わなくても、同室者が吸っていても有害である。受動喫煙がいかに妊娠に不利益であるかは証明されている。喫煙と不育症の直接的因果関係はまだエビデンスが少なく、EBMではないが、禁煙するにこしたことはない。

歯周病が妊娠の不利益になるということが報告されている。治療すれば事は解決する。口臭に悩んでいる人、歯ぐきから血が出る人、歯がぐらついている人は、一度歯医者にかかることをお勧めする。もしかすると、流産も止まるかもしれない。

食事は、あまり偏食しないほうが良いと思う。たとえば、ザクロが良いからといって、ザクロジュースばかり飲んでいるのはどうかと思う。これ1本にザクロが何十個分などと宣伝しているが、1日何十個ものザクロの山盛りを毎日食べていることを想像してみれば分かる。体に良い訳がない。サプリメントは、食物から実際に摂取するのが不可能なくらい極端な偏食を良かれとすることがあるので、要注意である。どうせなら、サプリメントに頼るのではなく、血流の良くなるような食事が良い。筆者は個人的な好みとして納豆、タマネギ、ω(オメガ)3脂肪酸をお勧めする。

一部のビタミン剤が良いという噂もある。もちろん、EBMではない。葉酸は胎児の神経系の疾患を予防する効果があり、妊娠中の摂取が勧められている。日本人は野菜を食べているので葉酸不足とは思えないが、何か飲みたければ葉酸のサプリメントがお勧めである。

また最近、筆者はアメリカの研究者と、酸化還元反応と抗リン脂質抗体について共同研究している。それによると、酸化は抗リン脂質抗体を陽転させる可能性があり、抗酸化剤により抗リン脂質抗体は消失する。ならば、抗酸化作用のある薬がお勧めである。具体的にはビタミンCとEである。繰り返して言うが、これはEBMではない。

杉ウイメンズクリニックの不育症スクリーニング検査

2019年4月現在

参考までに、当院で行っている検査項目を列挙する。

- 血球計算：平均血小板容積（MPV）含む
- PT
- aPTT
- フィブリノーゲン
- ループスアンチコアグラント（dRVVT法）
- ループスアンチコアグラント（PTT-LA®を用いたaPTT法、mixing test）
- 抗カルジオリピン-β_2GP I複合体抗体（β_2GP I依存性と非依存性）
- 抗β_2GP I抗体 IgG
- 抗β_2GP I抗体 IgM
- 抗カルジオリピン抗体 IgG（MBL）
- 抗カルジオリピン抗体 IgM（MBL）
- 抗PE抗体 IgG（キニノーゲン依存性と非依存性）
- 抗PE抗体 IgM（キニノーゲン依存性と非依存性）
- 抗フォスファチジルセリン・プロトロンビン（PS/PT）複合体抗体 IgG
- 抗フォスファチジルセリン・プロトロンビン（PS/PT）複合体抗体 IgM

・第 XII 因子活性
・プロテイン C 抗原量
・プロテイン C 活性
・プロテイン S 活性
・プロテイン S（総抗原量）
・free T4
・TSH
・抗 TPO 抗体
・グルコース
・ヘモグロビン A1c
・PRL
・RPR
・抗核抗体
・血小板凝集能（レーザー散乱粒子計測法）
・抗第 XII 因子抗体 IgG、IgM（ウエスタンブロット法）
・抗プロテイン S 抗体 IgG、IgM（ウエスタンブロット法）
・子宮動脈ドップラー検査（超音波検査）
・3D 経腟超音波検査
・夫婦染色体検査

当院の抗リン脂質抗体検査

- ループスアンチコアグラント（dRVVT 法）
- ループスアンチコアグラント（PTT-LA®を用いたaPTT法、mixing test）
- 抗カルジオリピン-β_2GP I複合体抗体（β_2GP I依存性と非依存性）
- 抗β_2GP I抗体 IgG
- 抗β_2GP I抗体 IgM
- 抗カルジオリピン抗体 IgG（MBL）
- 抗カルジオリピン抗体 IgM（MBL）
- 抗 PE 抗体 IgG（キニノーゲン依存性と非依存性）
- 抗 PE 抗体 IgM（キニノーゲン依存性と非依存性）
- 抗 PS/PT 抗体
- RPR

当院で行っている抗リン脂質抗体検査の一覧を紹介します。

多くの検査は検査会社に依頼すれば測定可能です。ループスアンチコアグラント検査は、国際血栓止血学会学術標準化委員会（ISTH-SSC）のガイドラインで、見落としを防ぐため、dRVVT 法と aPTT 法の両方を測定することが求められています。

ループスアンチコアグラント（dRVVT 法）は検査会社に依頼できますが、ループスアンチコアグラント（PTT-LA® を用いた aPTT 法、mixing test）は、このガイドラインに従い、当院のラボで測定しています。

抗カルジオリピン-β_2GP I複合体抗体は、β_2GP I依存性と非依存性の両方の抗体を測定することが必要です。なぜならば、β_2GP I依存性抗体の抗体価が高値でも、β_2GP I非依存性抗体のほうがより高値であった場合、非特異的反応とみなし、陽性に扱わないからです。

一般的にβ_2GP I依存性抗体しか測定していないことが多いようですので、高値が出た場合はβ_2GP I非依存性抗体も測定し、本当に陽性なのかを確認する必要があります。

抗β_2GP I抗体は、抗カルジオリピン-β_2GP I複合体抗体のβ_2GP I依存性と原理的には同じ抗体です。測定法が若干異なるため、見落としを防ぐためにも、両方測定することがお勧めです。

RPR 検査は、本来は梅毒の検査ですが、抗原としてリン脂質が用いられており、抗リン脂質抗体陽性患者の一部で梅毒ではないのに RPR が陽性になることがあるので（梅毒血清反応の生物学的偽陽性（ぎようせい）といわれます）検査しています。

RPR が陽性の場合、本当の梅毒でないことを確認すれば、抗リン脂質抗体陽性ということになります。

採血後血漿処理が dRVVT 値に与える影響

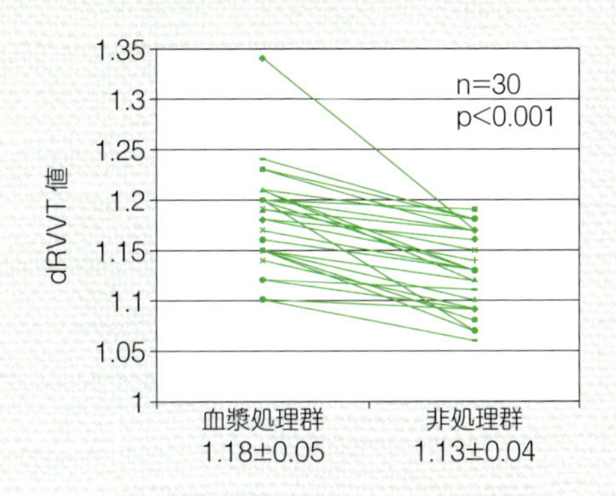

残念ながら、抗リン脂質抗体を正確に測定している施設はあまりないのが現状です。

血液中の血小板はリン脂質の塊なので、採血した直後に遠心分離して血小板を即座に除去し、血漿を分離しないと、抗リン脂質抗体が血小板のリン脂質に吸着して偽陰性の結果が出てしまいます。

そのためには採血室に遠心分離器を用意し、採血した直後に検査技師の迅速な処理が必要ですが、そんなことが可能な施設はあまり存在しません。

大学病院など、大規模総合病院は、全科の患者が採血室に集まるため、不育症患者のみ検査技師を配置して特別な処理をして対応することはなかなかできませんし、小さなクリニックには、遠心分離器もないし、臨床検査技師もいません。

しかしながら、この処理は国際血栓止血学会学術標準化委員会（ISTH-SSC）のガイドラインで義務付けられており、できないでは済まないのです。逆にこの処理ができないのであれば、抗リン脂質抗体検査を提出するべきではありません。信頼できないデータがあるよりは、むしろデータがないほうが良いこともあります。

筆者は、必ずこの処理を行ってから検査会社に血液検体を提出していますが、以前、検査会社に協力をお願いし、患者さんから採血した血液をいつもどおりに処理した検体と、おそらく多くの施設でやっているように処理しない検体を同時に提出し、ループスアンチコアグラント（dRVVT 法）の検査結果を比較してみました。

すると、全ての検体で、血液非処理群の結果が処理群に比較して抗体価が低かったのです。つまり、採血の刺激で、血中の血小板が活性化し、抗リン脂質抗体が血小板表面のリン脂質に吸着して抗体価が下がってしまった訳です。

dRVVT データ比較（n=68）

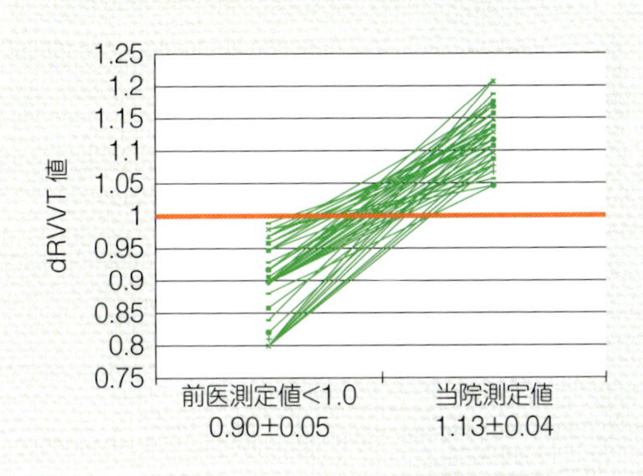

さらに、ループスアンチコアグラント（dRVVT 法）検査は、理論的には 1.0 未満の結果が出ることはないはずですが、患者さんが持参する前医の検査データで、1.0 未満の結果をしばしば目にします。1.0 未満の結果が出た時点で、この検査がきちんとされていないこと、データが信用できないことが分かります。

当院で再検査すると、グラフのように全て 1.0 以上の結果が得られました。当院の不育症外来のループスアンチコアグラントの陽性率は他の施設と比較して高いようですが、それは採血後の血液処理をきちんと行っているからであると思います。

この 1.0 未満の検査データは、いい加減な検査をしている一部の施設のものではなく、多くは不育症専門外来のある大学病院、国公立病院での検査結果です。検査をオーダーした不育症専門医の問題ではなく、病院の採血部門、検査部門の問題と思われます。規模の大きい総合病院で、不育症検査のみ特別な処理をすることは困難であるかもしれません。

しかしながら、1.0 未満の結果は問題があることを、不育症専門医は知っているべきであると思います。

当院で行っている
その他の血液凝固系検査

- 血球計算：平均血小板容積（MPV）含む
- PT
- aPTT
- フィブリノーゲン
- 第 XII 因子活性
- プロテイン C 抗原量
- プロテイン C 活性
- プロテイン S 活性
- プロテイン S（総抗原量）
- 血小板凝集能（レーザー散乱粒子計測法）

当院で行っている血液凝固系検査を列挙します。

血液凝固系検査の多くは、抗リン脂質抗体検査と同様、採血の手技と採血直後の処理が非常に重要です。血液は、採血した直後から固まろうとするので、採血時は他の検査よりも先に採血し、凝固しないよう丁寧に抗凝固剤と混ぜ、さらに即座に遠心分離して血漿（けっしょう）を分離します。

この時、ガラス製の試験管やスポイトなどは血液を凝固させるので使用しません。なるべく血液を凝固させない素材の機器を用います。

分離した血漿は、凝固因子の変性を防ぐために急速に冷凍する必要があります。当院では、マイナス 60 度のフリーザーに入れています。

血球計算は、最も基本的な血液検査で、白血球数、赤血球数、血色素、血小板数などを測定します。また、不育症では抗リン脂質抗体症候群などで血小板減少を伴うこともしばしばあり、その場合、平均血小板容積（MPV）上昇を伴うので、MPV も測定します。

PT、aPTT は、血液凝固系検査の中で最も基本的な検査で、血液の凝固時間を測定します。やはり、抗リン脂質抗体陽性者で延長がみられることがあります。

また、凝固系亢進(こうしん)の場合は、血液が早く固まるため、凝固時間が短縮することもあります。

フィブリノーゲンは血液凝固因子ですが、低値の場合、フィブリノーゲン異常症といって、血栓、流産の原因になる場合があります。

第 XII 因子、プロテイン C、プロテイン S に関しては既に説明したとおりです。プロテイン S の測定は、活性と総抗原量の 2 種類を測定しています。不育症の場合、抗原量のみが減っている人も多いですが、活性も低下している場合は、血栓のハイリスクですので、注意が必要です。

血小板凝集能検査は次のページで説明します。

血小板凝集能
（レーザー散乱粒子計測法）

血小板は血液を固める役割をもった細胞です。

抗リン脂質抗体の病原性の一つに、血小板を刺激して血栓をつくるという報告もあり、その治療として使用されるアスピリンは、血小板の活性化を抑えるのがその薬理作用です。不育症患者さんの血小板が活性化しているのか直接調べることができれば良いのですが、今までは、なかなか再現性のある良い方法はありませんでした。

そこで登場したのが、レーザー散乱粒子計測型血小板凝集能測定装置です。この装置は、日本で開発された優れた器械です。

従来、血小板凝集能の検査は、濁度透過光測定法で測定されるのが一般的です。これに対し、レーザー散乱粒子計測法は、従来の濁度法の 100 倍の感度があります。

筆者がレーザー散乱粒子計測法で最も注目していることは、活性化血小板の自然凝集を測定できるということです。

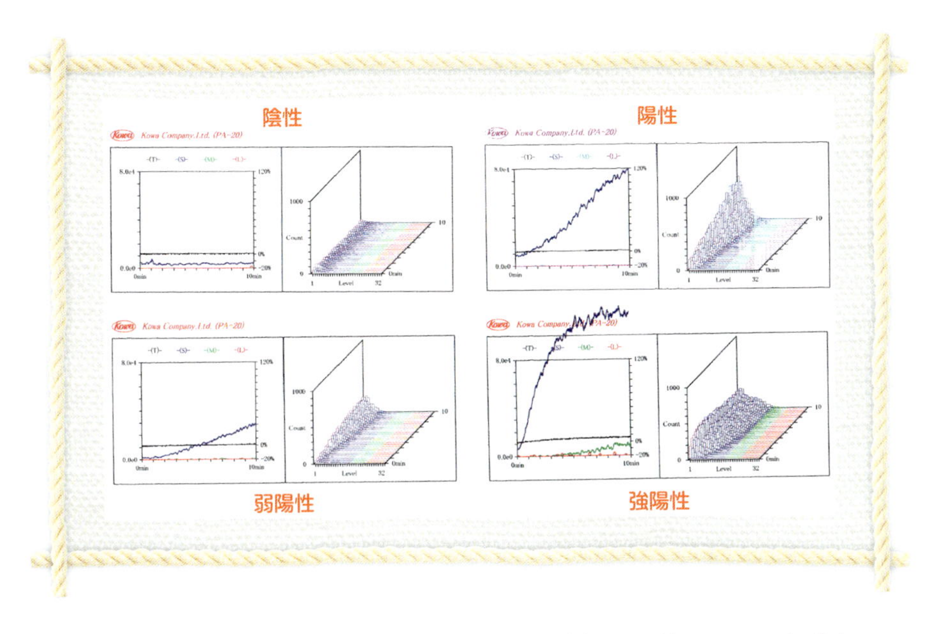

これは従来の血小板凝集能測定装置では測定不可能であり、高感度のレーザー散乱粒子計測法で初めて測定が可能になりました。

この方法で不育症患者の血小板凝集能を測定すると、正常女性に比較して血小板凝集能が亢進（こうしん）している人が非常に多いこと、特に、抗リン脂質抗体陽性者の血小板凝集能が亢進していることが分かりました。

この検査で異常のある人に、抗血小板薬である低用量アスピリンを投与することは、合理的であると思います。

この検査の問題点は、採血直後に血小板を分離し、測定しなければいけないので、検査時に臨床検査技師の立ち会いが必要であること、したがって検査会社に外注できないので各施設に機器と専門技師を用意する必要があること、器械が非常に高価であること、などが挙げられます。

内分泌、免疫系検査

- free T4
- TSH
- グルコース
- ヘモグロビン A1c
- 抗核抗体
- 抗第 XII 因子抗体 IgG、IgM（ウエスタンブロット法）
- 抗プロテイン S 抗体 IgG、IgM（ウエスタンブロット法）

TSH は甲状腺刺激ホルモン、free T4 は甲状腺ホルモンそのものです。

甲状腺機能亢進症の場合は、free T4 が高値で、刺激ホルモンは抑制されるので、TSH は低値になります。逆に、甲状腺機能低下症の場合は、free T4 が低値であり、TSH はもっと刺激するために高値になります。

これらの数値が異常値の場合は、橋本病やバセドウ病などの甲状腺の病気の可能性がありますので、内科を受診し、甲状腺の精査を受ける必要があります。TSH のみ高値で free T4 正常の場合、潜在性甲状腺機能低下症といい、甲状腺疾患の前段階の場合があるので、やはり内科受診をお勧めします。

妊娠中は、TSH は下げておいたほうがよいことになっています。また、TSH はヨウ素（ヨード）の過剰摂取でも高値になるので、海藻やヨード卵の食べ過ぎ、イソジン® うがい薬の常用などでも上がることがあります。

グルコースは血糖値です。

ヘモグロビン A1c も糖尿病の検査で、どちらも高値だと糖尿病を疑います。ただし、グルコースは当然、食後に測定すれば高値に出ます。

抗核抗体は、免疫のバランスが自己免疫疾患側に傾いていないかを見る指標です。

抗核抗体が直接、流産の原因になる訳ではありません。40 以上を陽性ととることが多いですが、正常女性でも 40 は 20%の頻度で、80 も 10%の頻度で見られますので、陽性は珍しくなく、抗核抗体が 80 ぐらいまではあまり気にしなくてよいことがほとんどです。

免疫のバランスが自己免疫疾患の反対側に傾くと、同種免疫異常になりますので、抗核抗体などの自己抗体が陽性の場合は、同種免疫異常は否定されます。

抗第 XII 因子抗体と抗プロテイン S 抗体は、現時点で日本では当院でしか行っていない検査です。

まだ新しい検査なので、試行錯誤中でもありますが、他の検査と併せて診断の補助として有用な検査です。詳細は抗第 XII 因子抗体と抗プロテイン S 抗体のページ（88、99 ページ）をご覧ください。

超音波検査

- 経腟超音波検査
- 子宮動脈ドップラー検査（超音波検査）

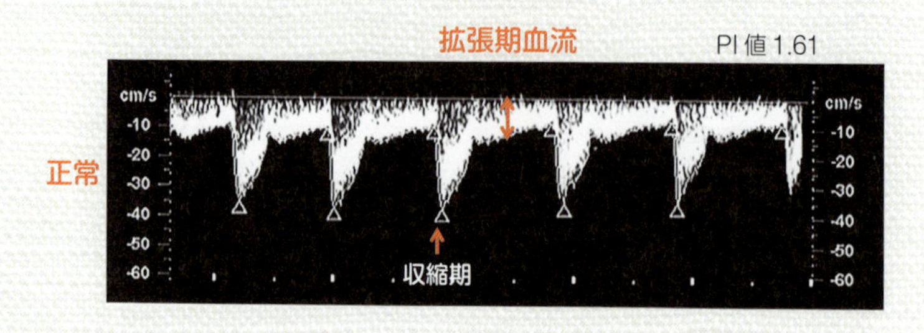

経腟超音波検査は一般的な超音波検査で、子宮、卵巣の状態を見ます。不育症検査としては、特に子宮内腔の形態異常がないかを中心に見ます。

子宮動脈ドップラー検査は、子宮動脈の血管の抵抗、流れやすさを見ます。上の図は正常の波形です。縦軸は血流を示しています。心臓の収縮期に血流のピークがあり、合間の拡張期でも、ある程度の血流があることが分かります。

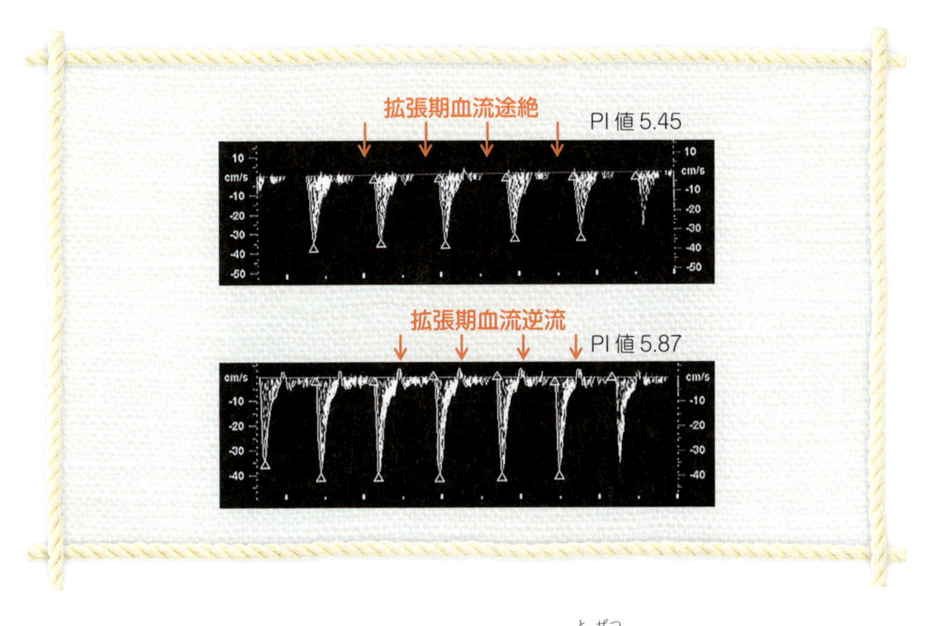

これに対し、上図の上は、拡張期の血流が途絶（とぜつ）しています。さらに下の図は、より悪く、拡張期の血流が反対方向の上向きに飛び出しており、逆流しています。

これらの血管の場合、子宮動脈の血流が悪い可能性があり、妊娠、着床に不利であるという報告があります。血管の状態をPI値という血管の抵抗を示す数値で評価すると、2.5 以下が正常と言われています。3.0 以上の場合は注意が必要です。

ちなみに、前ページにある図の正常子宮動脈の PI 値は 1.61、上図の上の PI 値は 5.45、下の PI 値は 5.87 でした。

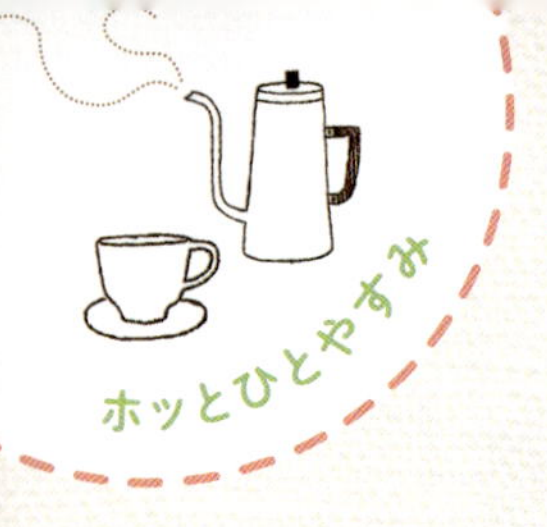

ストレスと不育症

病は気からと言われるが、筆者もそれは実感する。筆者は、学生の頃から無遅刻無欠席で、皆勤賞であったが、風邪を引いたことがない訳ではなく、風邪を引くのはいつも休日だったのである。おそらく、休みの日は気が緩（ゆる）み、病気になるのではないかと思う。今でも病気で診療を休んだことはなく、病気になるのは休日と決まっている。

不育症も、精神的な要因が大きく影響すると言われている。いわゆるtender loving care（テンダーラビングケア）が流産防止に有効であるとか、本書の着床障害の項目でも紹介したが、偽薬でも治療しているほうが着床率が良かったなど、いろいろなデータがある。しかしながら、だからといって、ストレスが不育症診療の前面に出てくるのはいかがなものかと思う。不育症の原因の多くはれっきとした普通の疾患であり、その診断、治療があった上で、精神的なサポートがあるべきだと思う。風邪を引いて医者にかかったら、気が緩んでいるせいだと精神論で言われたら嫌でしょ。気力で何とかならないから薬がある訳だし、そもそも風邪じゃなくてインフルエンザだったらハイリスクの感染症なので、気力じゃ治らない上に、きちんと治療しないと命取りになることもある。不育症も、ストレス対策の前にきちんと診断しないと、もし抗リン脂質抗体症候群を見逃したら、それこそ命取りになることがある。それに、ストレスがあると流産するぞと脅（おど）すことで、何か良いことがあるのであろうか。ストレスをなくしてくださいと言われて、はい分かりましたとなくせるものなら誰も苦労しない。ストレスをなくせないのならば、ストレスで流産するかもしれないなどと言って、最初から不安を煽(あお)るべきではないと思う。

以前、筆者の大学の同級生である新見正則(にいみまさのり)先生がイグノーベル賞を受賞した。テレビや新聞で見た人も多いと思う。イグノーベル賞は、「人々を笑わせ、そして考えさせてくれる研究」に対して与えられる賞で、ノーベル賞のパロディーである。受賞したのは、心臓移植後のマウスにオペラやモーツァルトを聴かせると、延命効果抜群であったという論文である。これを不育症の領域に置き換えると、同種免疫異常に音楽が有効ということになる。筆者は、いつもクリニックにクラシック音楽を流しているが、もしかしたら効果があるかもしれない。筆者の好みでは、バッハが一番有効な気がする。バッハを聴きながら写経(しゃきょう)すれば、万全か。般若(はんにゃ)心経(しんぎょう)でもいいかもしれない。クリニックで貸し出そうかしら。

おわりに

最後にストレスと流産に関して私の意見を述べます。

流産の歴史は、当然人類が始まって以来であるので、新しい訳ではありません。しかしながら、最近20年で全く新しい問題が生じるようになりました。

一つの要因は、医学の進歩によるものです。

私が研修医の頃、外来での大切な仕事は外来患者さんの妊娠検査でした。当時は薬局で妊娠検査薬は売られていなかったので、病院へ行かなければ妊娠かどうかは分かりませんでした。また、病院の妊娠反応も、感度は決して良くはありませんでした。それが、その後の医学の進歩により、妊娠反応の感度は飛躍的に上がり、また薬局で市販されるようになりました。

当時、薬局での妊娠検査薬市販解禁のときに、一部の専門家からその弊害を心配する意見も出されましたが、今、その心配の一部が現実になっているのかもしれません。

たとえば、月経予定日の頃に妊娠反応を試せば、薄く陽性になって、そのまま月経になってしまうことがよくあります。調べなければ分からなかったような超早期流産が分かってしまう訳です。我々専門家は、それを臨床的に妊娠とか流産とは扱いません。しかし、一般の方々は生殖に関する基礎知識が乏(とぼ)しいため、それを適切に評価することができず、流産ととらえショックを受ける人がいます。

要するに、医学の急激な進歩と市場の開放により、今まで知る由(よし)もなかった早期流産を知ることができるようになってしまい、それにどう対処してよいか分からなくて混乱している状態です。

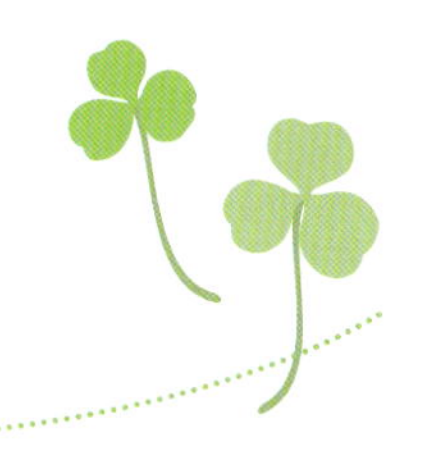

そして、もう一つの要因は、デス・エデュケーションの欠落です。

最近の人は、生や死の現場をほとんど見ていません。ほんの数十年前までは、皆自宅で生まれ、自宅で死んだのです。戦争では多くの人が死に、病死も珍しくなく、人の生死は身近なものでした。

大正時代の統計では、新生児死亡率は5人に1人、妊産婦死亡率は200人に1人です。今の日本は、どちらも世界のトップレベルです。日本での分娩は、母体にとっても子どもにとっても、世界で一番安全なのです。そして、無事に生まれて当たり前という常識の延長線上で、妊娠したら流産するかもしれないことなどあまり考えません。

ある若い女性を対象にした調査によると、流産率を15%と正解した人はあまりおらず、1%とかそれ未満の非常に稀(まれ)なことであると回答した人が多々いました。このような知識が若い世代の常識なのならば、流産したときの驚きとダメージは、私たち産婦人科医の想像をはるかにこえます。

もしかすると、皆さんの親の世代とも意見の共有ができず、孤立しているカップルが多くいるのかもしれません。親といえども、子どもをつくることに関しては成功者なので、不妊や不育の悩みを共有できないこともあります。昔ながらの流産とはいえ、最近ではそれが引き起こす影響は20年前とは全く異なるのであり、新しい対処が求められているのです。

今まで30年以上、2万人以上の不育症に悩む人を診てきました。ストレスマネージメントが不育症診療の最大重要事項であり、それ抜きには不育症を克服できないと感じたならば、カウンセリングの勉強をし、そのような診療を心がけたと思うのですが、現実にはそうすることなくここまできてしまいました。

にもかかわらず、筆者の不育症外来の治療成績は良好です。おそらく、多くの人は正しい知識を得ることにより問題が解決したからだと思います。

エビデンスに基づいた診療は、ストレスを軽減することが分かっています。それが当不育症学級の目的です。

そしてもう一つの理由は、既に流産を乗り越え、次の妊娠に前向きになれた人だけが私の外来に来られているということもあります。

実は、ストレスに対する対処は、流産が発生した現場でこそ必要です。そこで適切な対処が行われていれば、次の妊娠に向けて前向きになるために必要な期間も短縮できます。なかには抑うつ状態にあり、精神科医の専門のカウンセリングが必要な方もいます。そのような人は、是非専門家に相談してください。既に私の不育症外来にたどり着いた人は多くの問題を乗り越えた人ですが、この本は、いまだ傷の癒えない人のためにも書いています。

まだ行動を起こせないでいるあなた、もしこの本を読んで気持ちが前向きになったら是非お会いしましょう。外来でお待ちしています。

外来に来られる方の中には、わざわざ遠方から来られる方も多く、皆前向きで、エネルギーがあります。端で見ていて、強い絆で結ばれた夫婦を多く見かけます。もしかすると、流産を経験して、より関係が強まったのではないかとも思います。そこには、私の精神的サポートの出番はないようにも思います。

レヴィナスは、「他者を語ることがそもそも暴力である」と言っています。私ごときに、よく知りもしないのに安易にその夫婦の精神的問題点を指摘し、正

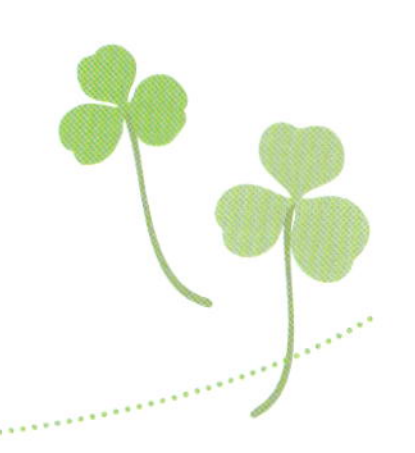

すことができるとは思いません。そもそも、その夫婦に精神的問題があったので流産を繰り返したとは思えません。ストレスを重視する医師の中には、不育症の権威である私が診察しているだけで既にカウンセリングになっているから治療成績が良いのだ、と言ってくれる人もいます。もしそうならば、私は真実だけを淡々と（そっけなく?）伝えるようにしていますので、皆さんはそんな私に「癒された」のではなく、真実を知ってすっきりしたのだと思います。

本学級では、年齢別流産率や治療方針別妊娠成功率などを具体的に紹介していますが、具体的な数字、事実を知ってすっきりした人は多いと思います。

同じことが続けて起こることをユングは「シンクロニシティ」と言いました。意味のあるかもしれない偶然が続いたということです。たとえば、6 月 29 日に外来を受診したら、629 番のカードをもらい、会計は 6,290 円であったなどの偶然が重なった場合などです。

皆さんは、流産を繰り返すというシンクロニシティを経験して外来を受診されます。人は、自分の身に偶然の出来事が続けて起こると、そのシンクロニシティの原因を探そうとします。そして、その原因がよく分からないと不気味と感じます。二度あることは三度あるという、根拠のない迷信におびえることになります。この場合、シンクロニシティ、つまり反復流産の原因が明らかであれば問題になりません。

たとえば、染色体異常があると分かっている人が流産を繰り返しても、それは予想していた結果であって、シンクロニシティとはとらえません。むしろ何の心当たりもないときに原因が問題になります。

そして、ラカンは、原因とはうまくいかないもののことであると言っています。

流産を繰り返すというシンクロニシティを経験して外来を受診された皆さんの多くは、医師が明らかな原因を提示するとほっとしますが、原因がないと不安に思います。異常を指摘されたほうがほっとして納得するというのも変な話ではありますが、そういう理由だと思います。そして、原因がはっきりしなかった場合、あるいは原因がないという医師の説明に納得がいかなかった場合、自分なりにいろいろな原因を探し求めます。あのとき無理をしたのがいけなかったのかもしれない、あんな物は食べなければよかったなど、過去にさかのぼって後から原因をいろいろ考えます。自分を納得させる原因があったほうが安心するからです。ストレスもその一つではないでしょうか。ならば、因果関係が逆であると思います。

今回の不育症学級で流産の本質を知り、今までの流産を不気味なシンクロニシティととらえて深く悩む必要はないと理解していただければ幸いです。原因が分かればその対策を練ればいいし、原因がないのならば、既に事は解決済みなのです。多くの場合、問題（流産）が問題なのではなく、問題（流産）が問題だということが問題なのです。これに気づけば、あなたの精神的な問題は既にほとんど解決していることに気がつくでしょう。

これが、私が不育症外来を通して行っているカウンセリングです。

索引

☘ 著者略歴

杉（すぎ）　俊隆（としたか）

1960年	東京生まれ
1985年	慶應義塾大学医学部卒業
	慶應義塾大学医学部産婦人科学教室入室
1992年～1994年	アメリカ、インディアナポリス、メソジスト生殖移植免疫センターにてDr. McIntyreのもと、主任研究員として抗リン脂質抗体と血液凝固線溶系の研究に従事
1993年	生殖免疫シンポジウム（アメリカ、ボストン）にてYoung Investigator Award受賞
1995年	キニノーゲンを認識する抗PE抗体発見、Blood誌に発表
1996年	東海大学医学部産婦人科学教室助手
	不育症外来開設
	第7回国際抗リン脂質抗体学会（アメリカ、ニューオリンズ）にてシンポジスト、Young Investigator Award受賞
2000年	東海大学医学部母子生育学系産婦人科学部門講師
2001年	第8回国際生殖免疫学会（クロアチア）にてBest Posters Awards受賞
2004年	東海大学医学部専門診療学系助教授
2007年	東海大学医学部専門診療学系准教授
2009年	東海大学医学部産婦人科客員教授
	杉ウイメンズクリニック不育症研究所院長
2018年	神奈川県医師会より学術功労者表彰受賞

不育症学級　改訂3版　　定価（本体2,000円＋税）

2009年 1月 5日　第1版発行
2014年 4月25日　第2版発行
2019年11月 1日　第3版第1刷発行

著　者　杉（すぎ）　俊隆（としたか）
発行者　福村　直樹
発行所　金原出版株式会社
〒113-0034　東京都文京区湯島2-31-14
電話　編集 03（3811）7162
　　　営業 03（3811）7184
FAX　03（3813）0288
振替　00120-4-151494
http://www.kanehara-shuppan.co.jp/

ISBN 978-4-307-30142-8

印刷・製本／教文堂
装丁・本文デザイン／クワデザイン